国家癌症中心肿瘤专家答疑丛书

应对甲状腺癌
专家谈
（第2版）

主　编　王晓雷

中国协和医科大学出版社
北　京

图书在版编目（CIP）数据

应对甲状腺癌专家谈 / 王晓雷主编. -- 2 版. -- 北京：中国协和医科大学出版社, 2024. 6. -- (国家癌症中心肿瘤专家答疑丛书). -- ISBN 978-7-5679-2432-1

Ⅰ. R736.1

中国国家版本馆CIP数据核字第2024ZQ6831号

主　　编	王晓雷	
责任编辑	李元君　赵　薇	
封面设计	邱晓俐	
责任校对	张　麓	
责任印制	黄艳霞	

出版发行　**中国协和医科大学出版社**
　　　　　（北京市东城区东单三条9号　邮编100730　电话010-65260431）

网　　址	www.pumcp.com
印　　刷	北京天恒嘉业印刷有限公司
开　　本	710mm×1000mm　　1/16
印　　张	19.25
字　　数	230千字
版　　次	2024年6月第2版
印　　次	2024年6月第1次印刷
定　　价	69.00元

癌症是严重威胁人类健康的疾病。预防癌症、战胜癌症是医疗卫生机构和专家学者的使命与责任，也是广大人民群众特别是癌症患者和家属的希望与期盼。

2013 年，为了科普宣传癌症防治知识，提高社会公众癌症防治意识，更主要的是帮助癌症患者和家属答疑解惑，我们编写了"国家癌症中心肿瘤专家答疑丛书"（以下简称"丛书"）。希望这套书能在预防、治疗、护理和康复上给予患者专业性的指导，以此帮助患者及其家属以科学的态度勇敢地面对疾病，与医务工作者共同努力战胜疾病。

丛书出版之后，受到了广大读者的欢迎。10 多年来，癌症防治工作已经取得了长足进步，尤其是在一些肿瘤的临床治疗手段以及肿瘤照护方法等方面都有了新的进展，我们也不断收到读者、患者和家属的积极反馈，希望能不断更新癌症防治知识。

为此，丛书编委会决定对丛书进行修订。对丛书中涉及的诊断、治疗、营养、用药、康复知识进行了全面的更新迭代，力争站在科学最前沿，保证肿瘤防治知识的专业性、科学性和权威性。同时在文字表述上继续采用更加通俗易懂的语言，让大众更容易读懂和接受。

癌症防治任重道远。希望丛书能够帮助患者和家属更好地应对癌症，熟悉治疗和康复的每一个环节，全方位地为患者提供一份有益的指南和支持，增加患者战胜疾病的信心，从而能够更从容地重建生活、融入社会。

我们相信，随着医学科技不断进步，治疗手段不断创新，在不久的将来，癌症防治水平将得到更大的提升，健康中国的宏伟蓝图一定能够实现。

丛书编委会

2024 年 3 月

　　从全球发达国家癌症的发病规律中，我们看到癌症的发病率在一定阶段随经济的快速发展而呈增长趋势。在社会、人们给予普遍重视并采取相应措施之后，发病状况将逐渐趋缓。人类在攻克癌症的科学探索中取得的每一点进步，都将对降低癌症的发病率、提高癌症的治愈率起到不可低估的作用。我国目前正处在癌症的高发阶段，我们常常听到、看到以及周围的同事、亲友都有癌症发生，癌症离我们越来越近，癌症就在我们身边。癌症究竟是怎么回事，怎样才能减少患癌症的风险，得了癌症怎么办……这些都是癌症患者、家属乃至大众问得最多的问题。为了帮助大家解除疑惑，了解更多相关知识，在癌症的治疗、康复和预防上给予专业性的指导，我们编写了这套丛书，希望能够协助患者、家属正确面对癌症，以科学的态度勇敢地与医务工作者共同战胜疾病。

　　"国家癌症中心肿瘤专家答疑丛书"（以下简称"丛书"）包括肺癌、胃癌、结直肠癌、肝癌、食管癌、膀胱癌、胰腺癌、淋巴瘤、肾癌、乳腺癌、宫颈癌、卵巢癌、鼻咽癌、下咽癌、喉癌、甲状腺癌、脑瘤、骨与软组织肿瘤等18种常见癌症，分为18个分册，方便读者选读。丛书以癌症的诊断、治疗、预防和康复为主线，介绍了癌症的临床表现、诊断、治疗方法、复查、预防与查体、心理调节以及认识癌症、病因的探究、如何就诊等相关内容。书后附有治疗癌症的案例供读者参考。书中内容均为当前在癌症预防、诊断、治疗、科研中的最新成果。例如，对一些癌症目前正在探索中的方法进行了客观的介绍；对于癌症的发生原因，也尽量将复杂的专业问题以简洁的语言呈现给读者。书中的观点、方法均以科学研究与临床实践为依据，严谨准确，坚决杜绝用伪科学引导、误导读者，帮助患者适时地选择治疗方法正确就医、康复。丛书中应读者需要还纳入了有关营养饮食、心理调节内容，在癌症的治疗康复中扩大了医疗之外的视野，提示患者和家属应更加关注合理的饮食和心理调节的重要性。为了更加贴近患者和家属，丛书采取了问答形式，读者找到问题便可以得到答案，方便读者使用。书后的"名家谈肿瘤"，是本书的另一特色，这些权威实用的科普内容，是专家们多年科学研究的成果和临床诊疗经验的总结，是奉献给读者的科普精粹。

丛书各册的主编都是长期工作在临床一线的医生，参加丛书撰写的作者都是活跃在本专业领域的中青年专家、业务骨干。部分资深专家也加入到编者行列，为了帮助癌症患者，普及科学知识，大家聚集在一起，在繁忙的临床科研教学工作中挤出时间撰写书稿。有的分册在编写前还向患者征集问题或将初稿送患者阅读修改。每本分册都是专家与读者的真诚对话，真心交流，字里行间流露出专家对读者的一片热忱、一份爱心。丛书的编写覆盖了肿瘤内科、外科、麻醉、诊断、放疗、病理、检验、药理、营养、护理、肿瘤病因、免疫、流行病学等肿瘤临床、肿瘤基础领域的专业知识，参编专家100余人。有些专家特为本书撰写的稿件已经可以自成一册，因为篇幅所限，只摘取了其中少部分内容。大家都有一个共同的心愿：为读者提供最好的读物。我们邀请肿瘤知名专家陆士新、孙燕、程书钧、黄国俊、屠规益、殷蔚伯、储大同、唐平章、赵平为丛书撰稿，他们都欣然同意，在百忙中很快将稿件完成。丛书是参与编辑人员集体的奉献。在书稿的编写出版过程中还有很多令人感动的故事，点点滴滴都体现了专家们从事医学科学的职业追求和职业品格，令人敬佩，值得学习。在此，对参加丛书撰写的专家、学者及所有人员表示衷心的感谢！还要特别感谢原中国科普研究所所长袁正光教授，从另一角度补上了癌症患者应如何对待死亡一页，为我们能够正视死亡、坦然面对死亡揭开了一层面纱。策划编辑张平同志，在18本丛书的组稿、修改、协调、联络全过程中发挥了中心作用，做出了重要贡献，在此对她表示感谢！

丛书作为科普读物还存在着许多不足，由于专家们希望为读者提供更多的专业知识，书中的内容、用语仍然偏专业些，为此在每册书的最后都列出了一些专业名词解释，有助于读者进一步学习相关专业知识，提高科学认知。

最后，希望丛书能够给予读者更多的帮助。患者在这里可以找到攻克癌症的同盟军，我们将共同努力，为战胜疾病、恢复健康而奋斗。作为科普读物，本书还有诸多不足，请广大读者给予指正。

丛书编委会

2013 年 10 月

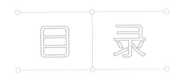

目录

一、临床表现篇

二、诊断篇

三、治疗篇

（二）内分泌治疗 103

（三）核素治疗 107

（四）放射治疗 116

（五）内科治疗　　**140**

（六）介入治疗　　　　　159

（七）中医治疗 166

（八）癌痛治疗 168

（九）输血相关问题   **183**

（十）营养 189

四、复查与预后篇

五、心理调节篇

六、预防篇

七、甲状腺癌知识篇

八、肿瘤病因探究篇

九、名家谈肿瘤

一、临床表现篇

1. 什么是临床表现?

临床表现是指患者得了某种疾病后身体发生的一系列异常变化。临床表现包括症状和体征。症状就是患者主观感觉的身体不适或异常表现,如头痛、乏力、吞咽困难等;而体征则是由医生通过视诊、听诊[1]、叩诊、触诊[2]发现的客观异常表现,如听诊时听到的心脏杂音、触诊时触到的肝脾大等。

每位患者因疾病的不同而所表现的症状和体征也不尽相同,如普通感冒,患者主要症状表现为鼻塞、流涕、喉痛,偶有发热,而无明显的体征;甲状腺癌的主要症状包括声音嘶哑、颈部肿块,严重者可能出现呼吸困难、吞咽困难等,同时会有明显的体征,医生查体可以发现甲状腺肿大、声带固定、颈部淋巴结肿大等。

2. 发热、乏力、厌食是不是肿瘤患者特有的症状?

多种疾病都会引起发热。低热伴乏力、厌食常见于肺结核、免疫力低下等;长期心理紧张、情绪不稳定也会引起体温中枢紊乱,造成不明原因的持续低热。高热常见于细菌感染引起的疾病,如细菌性肺炎、急性胆囊炎、急性扁桃体炎等。因此,发热、乏力、厌食都是人体某些疾病导致的常见反应,并非肿瘤患者特有的症状。随着健康体检的普及,许多甲状腺肿瘤患者被确诊时并未表现出任何特殊的症状。

---

1 听诊:是医生用耳或听诊器来探听人体内自行发出的声音来判断是否正常的一种诊断方法。
2 触诊:医生用手指或触觉为患者进行体格检查的方法。

3. 甲状腺癌最常见的临床表现是什么?

甲状腺癌患者最常见的临床表现是颈部肿块。但并非所有甲状腺结节或肿块都是甲状腺癌。当甲状腺结节或肿块伴有下列情况者应高度警惕可能患了甲状腺癌:①甲状腺的多发结节中有一个结节特别突出,而且质地较硬,同时在颈部发现淋巴结肿大者;②其他部位有转移灶,同时甲状腺有肿块或疼痛者;③长期甲状腺肿大或慢性甲状腺炎,近期迅速增大变硬者;④伴有声音嘶哑、呼吸困难、吞咽困难者;⑤青少年甲状腺结节,应首先考虑为甲状腺癌;⑥长期腹泻而无脓血便,常伴有面部潮红或内分泌肿瘤者;⑦原因不明的颈淋巴结肿大,经抗感染治疗不缩小者。

4. 早期甲状腺癌患者有哪些临床表现?

甲状腺癌发病初期多无明显的症状和体征,通常在体检时通过医生的触摸或超声检查无意中发现甲状腺小肿块。有些较小的肿块,如 3 ~ 4mm 的肿块,即使通过医生的触摸也难以发现,只有通过超声检查才能发现。

5. 晚期甲状腺癌患者有哪些临床表现?

晚期甲状腺癌患者会出现声音嘶哑、咯血[1]、呼吸困难、吞咽梗阻感等症状。由于甲状腺邻近喉、气管和食管,晚期甲状腺癌可能会侵

---

1 咯血:指喉部、气管、支气管及肺实质出血,血液经咳嗽由口腔咯出的一种症状。

犯以上器官。侵犯喉或喉返神经时，会引起声音嘶哑；侵犯气管时，会引起咳嗽、痰中带血或咯血；当肿瘤在气管腔内继续生长阻塞管腔或是肿瘤较大显著压迫气管时，会引起呼吸困难；当肿瘤侵犯食管时，会出现进食梗阻感。有时甲状腺癌或转移的淋巴结引起颈内静脉或上腔静脉回流障碍，可以导致颜面部肿胀、颈部或上胸壁的表浅静脉扩张。

6. 甲状腺癌患者为什么会出现说话声音嘶哑？

甲状腺背面紧邻支配声带活动的喉返神经。甲状腺癌或转移的淋巴结容易侵犯喉返神经。甲状腺癌对喉返神经的侵犯能引起支配声带活动的喉返神经麻痹，导致声带无法活动。此时间接喉镜或纤维喉镜检查时可以看到在发音或深吸气时，一侧声带固定不动。由于声带固定、声门闭合不严，因此出现声音嘶哑或失声现象。有时巨大的甲状腺肿引起颈内静脉和深部淋巴回流障碍可以导致喉头水肿，也可导致声音嘶哑。

7. 为什么有些甲状腺癌患者会出现腹泻？

部分甲状腺髓样癌的患者会出现腹泻。甲状腺髓样癌起源于甲状腺滤泡旁细胞或称C细胞。这种癌细胞可分泌多种胺类和多肽类激素，如降钙素，此外，肿瘤细胞还会少量分泌5-羟色胺、组胺、前列腺素及促肾上腺皮质激素（ACTH）样物质等。这些激素会导致部分患者出现顽固性腹泻，多为水样泻，但肠吸收障碍不严重，常伴有面部潮红。当肿瘤切除后腹泻即可消失，肿瘤复发或转移时腹泻又可出现。

8. 为什么有的甲状腺癌患者会自己延误诊治？

甲状腺癌早期通常无症状，不会影响正常的生活和工作。因此，有的甲状腺癌患者即使发现了甲状腺肿块也不在意，不做进一步的检查和治疗，任凭肿瘤发展。而且甲状腺结节是良性还是恶性与肿块的大小没有关系。有时甲状腺上很小的结节，甚至只有2～3mm，也有可能是恶性的。因此，一旦发现甲状腺结节，无论大小都应该到医院就诊，弄清楚结节的性质，早期治疗。等出现症状或不适，已经影响工作和生活时，通常肿瘤已发展到晚期。这时候再治疗，一是治疗效果差，肿瘤难以控制；二是治疗后生活质量可能较差，如需要气管切开、手术后低钙等，会对工作和生活造成严重影响。

9. 如何自我检查甲状腺？

甲状腺位于颈前正中，甲状软骨的下方。自我触摸甲状腺有可能提早发现甲状腺结节。自我体检时，触摸甲状腺一般会有三种质感。①硬：像石头或木头一样硬。②韧：像按压鼻尖一样的感觉。③软：像按压自身松软脂肪一样的感觉。当甲状腺癌的病灶位置比较表浅时，摸上去感觉比较硬；当甲状腺癌的病灶生长在甲状腺深面时，肿瘤表面覆盖着正常甲状腺和肌肉时，摸起来会感觉比较韧。正常甲状腺摸起来比较软。甲状腺肿块会随着吞咽动作而上下移动。

10. 甲状腺癌颈部转移的淋巴结自我检查时有什么特点?

甲状腺癌患者的颈部淋巴结转移通常会出现在侧颈部,位于甲状腺病灶的同侧。早期转移多出现在下颈部,当转移淋巴结逐渐增多时,亦会出现在上颈部和原发病灶的对侧。这些淋巴结摸起来圆圆的,按压不疼,质地硬或韧,用手能够推动,但不随吞咽动作而移动。

11. 甲状腺癌患者有哪些常见体征?

甲状腺癌常见的体征包括颈部肿块、声音嘶哑、饮水呛咳、颈静脉曲张、面部水肿或上睑下垂、瞳孔缩小、颜面无汗等。

最常见的体征是颈部肿块。大多是在健康体检时无意中发现的颈前或颈侧肿块。这些肿块可能是甲状腺上的,也可能是颈部转移的淋巴结。甲状腺上的肿块位于颈前下方,可单发或多发,肿块质硬或韧、边界不清、缓慢生长,随吞咽上下移动。颈部转移的淋巴结多位于甲状腺肿块的同侧下颈部,可为单发或多发,肿块质硬或韧、边界清楚、不随吞咽动作上下移动,用手能够推动。

甲状腺癌发展至晚期时会出现周围结构受侵的体征。颈静脉受侵,则表现为颈静脉曲张、面部水肿等,如侵犯交感神经时会出现一侧上睑下垂、瞳孔缩小、颜面无汗等体征。甲状腺癌的终末期患者会出现恶病质的体征。

12. 甲状腺肿块生长迅速说明什么？

甲状腺肿块生长迅速可能说明肿瘤发生间变，或为甲状腺未分化癌。肿块生长迅速可能在短时间内导致肿块固定、声音嘶哑、呼吸困难、吞咽困难，且易淋巴结转移和远处转移。

13. 什么是恶病质？

恶病质是人体显著消瘦、贫血、精神衰颓等全身功能衰竭的恶劣状况。多种疾病都可导致患者出现恶病质，包括恶性肿瘤、艾滋病、严重创伤、严重败血症等，其中恶性肿瘤导致的恶病质最为常见，称为肿瘤恶病质。

肿瘤恶病质是机体的代谢发生了紊乱，这种紊乱是多种因素引起的。与饥饿引起的脂肪丢失不同，恶病质患者不仅丢失脂肪，还丢失肌肉组织，且摄食并不能逆转恶病质患者的肌肉消耗。体重下降是恶病质患者最常见症状（体重下降超过5%表明正在发展为恶病质，体重下降超过15%则确认已经进入恶病质状态），除此之外，还包括食欲减退、疲劳、肌肉消耗、感觉及知觉异常、贫血和水肿等。

二、诊断篇

14. 甲状腺结节都是癌吗？

甲状腺结节不全是甲状腺癌。

甲状腺结节可以是多种疾病的表现。甲状腺结节类疾病可归纳为五类：①单纯性甲状腺肿（包括弥漫性甲状腺肿和结节性甲状腺肿）；②甲状腺功能异常（甲状腺功能亢进或减退）；③甲状腺炎症；④甲状腺发育异常；⑤甲状腺肿瘤，其中以良性病变最为多见，甲状腺癌只占非常小的一部分。因此，一旦发现甲状腺结节，不必恐惧，到医院进行进一步检查，明确诊断，根据不同的疾病采用相应的治疗手段。

15. 发现甲状腺癌的最简单方法是什么呢？

由于甲状腺位于颈部，浅表易于触及，因此体检，甚至自我体检，都是最便捷的方式。触诊可以帮助我们察觉到甲状腺结节或甲状腺肿大的征象。此外，镜子可以用来观察颈部是否有随吞咽动作而移动的肿块。需要强调的是，触诊只适用于较大的甲状腺肿块的检测，直径小于1cm的甲状腺结节较难通过触摸来发现。因此，及早寻求医生的专业建议和定期接受超声或其他医学检查对于发现早期的甲状腺问题非常重要。定期检查是预防甲状腺癌和其他甲状腺疾病的有效方法。

16. 如何进行甲状腺的触诊?

甲状腺通常是肉眼看不见的,它在颈部深处。如果你感觉颈部有一个肿块,并且这个肿块在你吞咽时可以上下移动,那么很可能是甲状腺肿块。可以按照以下步骤进行甲状腺触诊。①确定甲状腺位置:甲状腺位于颈部环状软骨下方。如果你是肥胖且颈部较短粗者,可能需要稍微仰起头部,这样甲状腺会更容易触摸。②检查右侧:用右手的拇指放在右侧气管旁边,同时将其他四指放在左侧颈部。轻轻用右手的拇指上下推压气管,尽量触摸右侧的甲状腺。然后,试着吞咽一下,看看肿块是否会随吞咽动作上下移动。③检查左侧:接下来,用左手的拇指放在左侧气管旁边,同时将其他四指放在右侧颈部。同样,轻轻用左手的拇指上下推压气管,触摸左侧的甲状腺。再次尝试吞咽,看看肿块是否会随吞咽动作上下移动。

17. 什么是甲状腺的核素扫描?

核素也称为放射性核素、同位素。甲状腺的核素扫描通过给患者注射含有微量放射性核素的药物,然后使用特殊的摄像设备来观察这些核素在甲状腺内的分布情况。可以用于评估甲状腺的形状、大小和功能,帮助医生诊断甲状腺疾病,如结节、肿大、功能异常等。在甲状腺核素扫描中,经常使用的放射性核素有^{131}碘(^{131}I)和^{99m}锝(^{99m}Tc)。

18. 甲状腺有结节的患者一定要做核素扫描吗？

甲状腺有结节的患者不一定非要做核素扫描。随着超声检查的进步和普及，核素扫描已不再作为甲状腺结节患者首选和必需的检查手段。甲状腺的核素扫描在诊断异位甲状腺及功能自主性甲状腺瘤方面具有突出的优势，它主要用于发现甲状腺的转移性病灶、评价治疗效果、判断甲状腺手术后残留甲状腺的大小等。

19. 鉴别甲状腺肿块的良、恶性应首选哪项检查？

首选甲状腺及颈部淋巴结超声检查。颈部超声检查具有便捷、无创、经济实惠且使用广泛的优点。它能够发现小于1cm的肿块，甚至能检测到非常小的2～3mm肿块。超声检查在识别肿块的囊性或实质性特性方面非常准确，同时可以评估肿块的性质。经验丰富的超声医生的甲状腺癌诊断准确率可高达90%。超声检查的目标包括确定肿块的位置、性质、数量、良性或恶性，以及治疗后的效果评估。

20. 如何读懂甲状腺超声检查报告？

要读懂甲状腺超声检查报告，关注是否有以下恶性特征很重要：低回声结节、纵横比大于1、结节内回声不均匀、形态不规则、边界不清晰、结节内点状强回声以及血流丰富。单独存在这些特征不一定表示恶性，但如果多个特征同时存在，甲状腺癌的可能性会增加。所以，彩超报告中提示甲状腺结节伴上述两种以上特点者应警惕甲状腺癌的可能性。而结节是否单发、结节大小、性别等因素与良、恶性无明显相关性。30% ～ 40%的甲状腺乳头状腺癌有沙砾体，其在甲状腺超声上表现为细小的点状钙化或点状强回声，是甲状腺乳头状癌特征性的征象。

21. 甲状腺癌患者一定要做CT检查吗？

甲状腺癌患者不一定都需要做CT检查。CT检查在甲状腺实性或囊性病变的鉴别上准确性与超声检查类似。然而，在区分良性和恶性肿瘤方面，其准确性比超声低。增强CT主要用于确定甲状腺癌是否侵犯气管和食管，以及淋巴结转移情况。因此，在早期甲状腺癌中，除非怀疑存在淋巴结转移或器官受侵犯，可不进行CT检查。医生会根据具体情况和临床需要来决定是否进行这种检查。

22. 一旦确诊甲状腺癌还需要做PET/CT吗？

甲状腺癌患者通常不需要进行常规PET/CT检查。PET/CT提供全身各组织器官的图像，主要用于全身肿瘤筛查[1]，具有较高的敏感性，但费用较高。PET/CT旨在早期发现和诊断其他肿瘤。针对甲状腺癌，目前临床已有其他有效的检查方法，费用相对较低，可以满足诊治需求。

1　筛查：指通过询问、查体、实验室检查和影像学检查等方法对"健康人"针对某种或某些疾病有目的进行检查，是早期发现癌症和癌前病变的重要途径。

23. 超声或CT检查发现颈部淋巴结肿大就是肿瘤转移了吗?

颈部的淋巴结肿大不一定都是淋巴结转移。因为正常情况下,头颈部有超过300个淋巴结,这些淋巴结在淋巴结炎、淋巴结结核、淋巴瘤、转移癌等情况下都会增大,而淋巴结炎更为多见。因此,超声、CT检查发现淋巴结肿大并不一定就是转移了。需要有经验的医生触诊检查淋巴结的边界、光滑度、活动度、质地等特征来判断淋巴结肿大可能的原因。超声和CT检查发现淋巴结肿大,并且怀疑恶性可能时,还需要手术或活检[1]后进行病理检查才能确诊。

24. 甲状腺癌患者是做CT检查好还是做MRI好?

虽然磁共振成像(MRI)获得成像信息的物理原理与CT完全不同,但在诊断甲状腺肿块良、恶性的准确率上两者类似,均比甲状腺超声检查的准确率低。MRI在甲状腺癌检查的应用范围和前述的CT应用范围相似,主要用于甲状腺癌和淋巴结转移的定位诊断。对于准备近期接受核素治疗的甲状腺癌患者,建议选择MRI检查,因为MRI不使用含碘显影剂,避免干扰后续核素治疗。

1　活检:活体组织检查简称"活检",指应诊断、治疗的需要,从患者体内切取、钳取或穿刺等取出病变组织,进行病理学检查的技术。

25. 对甲状腺结节一定要做穿刺活检吗？

不是每个甲状腺结节都需要穿刺活检。通常，经验丰富的超声医生可以通过超声检查初步评估结节性质。穿刺活检通常应用于结节具有潜在恶性特征的时候，或是超声难以判断良、恶性的时候。通常符合下列情况的患者建议行穿刺活检：①直径大于10mm的实性低回声结节，或是更小一些的高度怀疑恶性的结节；②超声检查怀疑伴有颈部淋巴结转移的甲状腺结节；③儿童或青春期有颈部放射线接触史；④甲状腺乳头状癌、甲状腺髓样癌或多发性内分泌腺瘤病Ⅱ型患者的一级亲属；⑤已经做过甲状腺癌手术的患者，术后甲状腺球蛋白（Tg）或降钙素持续升高者。

26. 甲状腺穿刺活检有哪些检查方法？

甲状腺穿刺检查包括针吸细胞学活检（细针穿刺，FNA）和穿刺组织学活检（粗针穿刺，CNB）两种。

（1）针吸细胞学活检：无须麻醉，通常在超声引导下以普通6～8号注射针头上接注射器，待穿刺针进入肿块后回抽筒芯，使针筒内呈负压；维持负压，将细针做深刺和进针动作，反复抽吸2～3次，以吸取细胞样本；放松针筒使负压消失，负压消失后，再拔除细针。将样本涂在玻璃片上，然后在显微镜下观察细胞结构。

（2）穿刺组织学活检：操作简单类似针吸细胞学检查，但所用穿刺针较粗，取出物为组织块，可做病理学检查。

27. 哪种甲状腺穿刺方法更好一些?

针吸细胞学活检和穿刺组织学活检各有优、缺点。目前,应用较多的是针吸细胞学活检。

针吸细胞学活检损伤轻微,痛苦小,穿刺后不留瘢痕,操作简单,短时间内即可获得结果,患者更容易接受。但细胞学活检只能显示细胞的形态和不同类型细胞的比例,不能反映结节的组织结构,有时难以作出肯定的诊断,相较于组织学活检来说准确性较低。

穿刺组织学活检则可以提供更多关于组织结构的信息,具有较高的诊断准确率。但它可能存在局部出血、轻度疼痛、损伤神经或气管,甚至肿瘤细胞沿针道种植[1]的风险。目前多用于针吸细胞学诊断困难,或考虑淋巴瘤、转移癌、不明来源需行免疫组织化学检查辅助诊断的患者。因此,医生会综合考虑患者的具体情况来选择适当的方法。

28. 甲状腺穿刺有危险吗? 会引起肿瘤扩散吗?

甲状腺穿刺检查通常是安全的。最常见的问题是穿刺后可能有轻度疼痛,但通常会在几小时内自行消失。如果疼痛持续加重,可能存在甲状腺穿刺出血的风险。针吸细胞学检查引起肿瘤扩散的可能性非常小。而穿刺组织学检查沿着针道扩散的可能性稍高,医生可以在手术中将穿刺针道一并切除,以将肿瘤扩散的风险降至最低。所以,

---

1 种植:体腔内器官的恶性肿瘤侵及器官表面时,瘤细胞可以脱落,像播种一样种植在体腔内其他部位而形成的转移性肿瘤病灶。

一般情况下，甲状腺穿刺检查不会引起肿瘤扩散。

29. 如何看懂细针穿刺细胞学检查报告？

细针穿刺细胞学检查依照甲状腺细胞病理学Bethesda报告系统（TBSRTC）分类分为以下6个主要类别。Ⅰ类：不能诊断/不满意。样本不足以作出诊断，通常因为细胞数量不足或质量差。Ⅱ类：良性。样本显示无异常细胞，甲状腺滤泡上皮细胞看起来正常。Ⅲ类：意义不明的非典型病变。细胞学上存在一些异常，但不足以确诊癌症。Ⅳ类：滤泡性肿瘤/可疑滤泡性肿瘤。细胞核虽无典型异常，但异形性存在，包括嗜酸性肿瘤（Hurtle细胞肿瘤）等。Ⅴ类：疑似恶性。细胞学显示出恶性特征，但没有足够的证据确认为癌症。Ⅵ类：恶性。细胞学明确显示出恶性癌症特征。

30. 如何区分肿块是来自甲状腺还是甲状旁腺？

甲状旁腺通常有4个，分为上甲状旁腺和下甲状旁腺，每侧各有2个。它们位于甲状腺的背面，有时很难通过影像学检查与甲状腺后面突出的结节或周围淋巴结区分开。甲状旁腺肿瘤通常会导致甲状旁腺激素水平升高，而甲状腺问题通常不会显著影响甲状旁腺激素水平。因此，通过检查血液中的甲状旁腺激素水平，可以帮助区分肿瘤的来源。

31. 身体其他部位有癌，甲状腺上有结节是转移了吗？

尽管不常见，有时身体其他部位的癌症可以通过血液传播到甲状腺，即转移。常见的原发癌种类包括乳腺癌、肺癌和肾癌等。所以，如果身体其他器官有癌症，同时甲状腺上出现结节时，就需要进行进一步检查以明确是否为转移性癌。检查方法包括超声和穿刺活检，这有助于确认结节性质并制订合适的治疗计划。

32. 诊断甲状腺癌颈部淋巴结转移是选用CT还是超声检查好？

对于诊断甲状腺癌颈部淋巴结转移，CT和超声检查在准确性上差异不大。超声评估颈部淋巴结转移可同时联合细针穿刺活检和洗脱液Tg检查，可作为辅助性诊断应用，提高淋巴结转移判断准确率。然而，CT检查提供更详细的信息，包括转移淋巴结的位置、数量以及与周围组织器官的关系。这对于术者制订手术方案非常有帮助，因此，对于存在颈部淋巴结转移的甲状腺癌患者，选择CT检查更为合适。CT可以提供更全面的信息，有助于术前规划和手术的成功进行。

33. 为什么甲状腺癌患者还需要做喉镜检查？

甲状腺癌患者需要做喉镜检查是为了评估声带活动情况。声带活动由喉返神经控制，它位于甲状腺的后方。如果甲状腺癌或肿块侵犯了喉返神经，声带可能会固定，导致声音嘶哑。这种情况暗示着肿瘤可能已经扩散到周围组织和器官。喉镜检查可以提供关于声带活动的信息，有助于制订手术和进一步检查计划，以评估病变的范围和采取适当的治疗措施。

34. 哪些甲状腺癌患者需要做气管镜检查?

下列情况的患者需要做气管镜检查：①怀疑气管受侵犯者；②超声、CT或MRI检查已经证实气管受侵犯的患者。该检查的主要目的是确定气管内部的情况，因为甲状腺紧贴在气管前面和两侧，有时甲状腺癌或淋巴结转移癌可能会侵犯气管壁并进入气管管腔。气管镜检查有助于明确诊断，同时能确定侵犯的范围，为手术做好准备。

35. 哪些甲状腺癌患者需要做食管镜检查?

对于进食有梗阻感、怀疑食管受侵犯或影像学检查已经证实食管受侵犯的患者需要做食管镜检查。

甲状腺手术前检查食管镜的目的主要是判断食管内部的情况。因为甲状腺位于食管后方，并环绕其两侧。如果甲状腺癌或淋巴结扩散浸润了食管壁并进入食管内，食管镜检查可用于确诊并确定侵犯的程度，为手术做好准备。

36. 甲状腺癌患者为什么要做肺部检查?

甲状腺癌患者需要进行肺部检查，一方面是为了排查有无肺部转移，另一方面是作为一项常规术前检查。X线胸片或胸部CT是一种常规检查，目前CT检查更为多见，旨在初步评估患者的肺部情况。对于年龄较大或已患慢性肺病的患者，还需要进行肺功能检查，以了解他们的肺部功能。这些检查有助于提早发现潜在的问题并采取必要的治疗措施。

37. 甲状腺癌肺部检查是选用X线胸片还是CT好？

在判断甲状腺癌患者是否有肺部转移和纵隔淋巴结转移时，肺部CT检查优于X线胸片。甲状腺癌可能会向肺部转移，而通常这些小的转移病灶难以通过X线胸片发现。此外，X线胸片由于胸骨的遮挡，难以检测甲状腺癌的纵隔淋巴结转移。因此，对于甲状腺癌患者，首选肺部CT检查。如果在术前发现肺转移，可能需要进行全甲状腺切除，以为术后核素治疗做准备。在术后随诊中，如果发现肺部转移，也需要切除残余的甲状腺并进行核素治疗。

38. 靠抽血能查出甲状腺癌吗？

通常，抽血检查无法直接确定大多数甲状腺癌的存在，因为大多数甲状腺癌在生化、免疫学和肿瘤标志物方面没有明显异常。然而，甲状腺髓样癌是其中的一个例外，它可以分泌降钙素。因此，降钙素的血清水平在诊断甲状腺髓样癌时具有特异性。如果患者的血清降钙素水平升高，医生可能会进一步检查是否患有甲状腺髓样癌。

39. 什么是肿瘤标志物？

肿瘤标志物通常是蛋白质，其升高可以提醒我们人体内可能存在肿瘤。肿瘤细胞在生长和分裂时，会释放这些特殊物质，它们可以进入血液或组织中。通过检测这些物质的含量，医生可以了解是否有肿瘤存在，以及肿瘤的活动程度。虽然肿瘤标志物有助于肿瘤的早期诊断和监测，但并不是每种肿瘤都有相应的标志物，而且有些非肿瘤问题也可能引起标志物升高。因此，肿瘤标志物通常需要与其他检查一起使用来做出准确的诊断。

40. 甲状腺细针穿刺时的 *BRAF* 基因检测是什么？

目前细针穿刺时的 *BRAF* 基因检测主要用于协助判断穿刺甲状腺结节的良、恶性，具有基因突变的结节恶性概率更大。*BRAF* V600E 突变与甲状腺乳头状癌的发生有相关性，因此针对于Ⅲ类和Ⅳ类的细针穿刺细胞学分类，如发生 *BRAF* V600E 的突变情况，则穿刺结节为恶性的可能更大。临床中除 *BRAF* 基因外，还有 *RAS* 突变、*RET/PTC* 重排等检测也可作为提高诊断率的参考。

41. 怀疑甲状腺髓样癌时，为什么医生常要求查多种肿瘤标志物？

这是因为不同的肿瘤标志物在反映肿瘤存在与否方面有着不同的敏感度和特异性。每一种标志物只能反映关于肿瘤的某一方面的信息，而不能全面反映肿瘤的情况。例如，对于甲状腺髓样癌，同时检测降钙素和癌胚抗原可以提高诊断的敏感性和特异性，更全面地了解患者的状况，从而更准确地进行诊断。因此，联合检测多种肿瘤标志物有助于医生更准确地诊断肿瘤，制订更有效的治疗方案。

42. 什么是肿瘤标志物的灵敏度？

灵敏度表示某种检测方法在患病人群中得到阳性结果的比例。例如，测定100例结直肠癌患者血清中CA242的含量，如果60例阳性、40例阴性，那么CA242诊断结直肠癌的灵敏度为60%。

43. 什么是肿瘤标志物的特异性？

特异性表示某一种检测方法在健康人群中得到阴性结果的比例。例如，测定100例未患结直肠癌的健康人血清中CA19-9的含量，如果2例阳性、98例阴性，那么CA19-9诊断结直肠癌的特异性为98%。

灵敏度和特异性越高，肿瘤标志物用于辅助诊断的效果越好，灵敏度为100%和特异性100%的肿瘤标志物至今仍未发现。因此为了提高诊断的灵敏度，医生常要选择几项相关的检测标志物，辅助临床判断病情。

44. 临床上针对甲状腺肿瘤诊疗常用的血液检验项目有哪些？

甲状腺肿瘤诊疗常用的检验项目有促甲状腺素（TSH）、甲状腺激素（T3、T4、FT3、FT4）、甲状旁腺素（PTH）、甲状腺球蛋白（Tg）、降钙素（CAL）、甲状腺素结合力（T-Uptake）、甲状腺过氧化物酶抗体（TPOAb）、甲状腺球蛋白抗体（TGAb）和促甲状腺素受体抗体（TRAb）等。

45. 为什么甲状腺癌患者需要定期检验血清促甲状腺素水平？

目前认为血清促甲状腺素（TSH）水平升高与分化型甲状腺癌的发生、发展有直接关系。分化型甲状腺癌患者在手术治疗后服用甲状腺素制剂的目的之一，就是要将血清促甲状腺素的浓度降下来，防止甲状腺癌的复发和转移。所以甲状腺癌患者术后需要密切关注血清TSH水平，定期检测。

需要特别注意的是，TSH的分泌具有昼夜节律性，清晨2～4时最高，然后逐渐降低，至下午6～8时最低。因此，定期检测血清TSH水平的甲状腺肿瘤患者在选择检测时间时应该考虑这个生理规律，最好保持相对固定的时间段，例如每次选择在早上8时采集血标本，以确保检测结果的准确性。

46. 甲状腺素有哪些类型？

甲状腺素包括T3、T4、FT3、FT4。

T3全称为三碘甲状腺原氨酸。T3水平升高常见于甲状腺功能亢进症。T3水平降低主要见于甲状腺功能减退症、低T3综合征等。

T4全称为四碘甲状腺原氨酸，即甲状腺素，血清T4真正代表了甲状腺功能。

FT3和FT4就是在血液中以游离形式存在的T3、T4，此处F代表"游离"的意思。甲状腺激素真正的生理作用是通过FT3和FT4来发挥的。可以作为区别甲状腺功能亢进症、甲状腺功能减退症及甲状腺功能的亚临床状态，是反映甲状腺功能的灵敏指标，1989年Hamburger推荐以高灵敏度的TSH、FT3和FT4为甲状腺功能测定的首选方法已被临床界广泛采纳。

47. anti-TSHR是什么，有什么临床意义？

anti-TSHR是促甲状腺素受体抗体的英文缩写，也常写作TRAb，是一种甲状腺刺激性自身免疫抗体。当人体产生这种抗体时，它会刺激甲状腺，导致甲状腺产生过多的甲状腺激素。这种情况常见于毒性弥漫性甲状腺肿，也称Graves病。

Graves病是一种自身免疫疾病，anti-TSHR是在这个过程中产生的。这些抗体刺激甲状腺，使其产生过多的甲状腺激素，导致血液中甲状腺激素水平升高，而甲状腺刺激激素（TSH）水平降低。首次就诊的毒性弥漫性甲状腺肿患者中，血清anti-TSHR敏感性可以达到90%以上。因此，测定血清anti-TSHR有利于对毒性弥漫性甲状腺肿的鉴别诊断。

48. 什么是降钙素？检测血液中降钙素水平有什么临床意义？

降钙素是一种由甲状腺滤泡旁细胞分泌的激素，它的主要工作是降低血液中的钙水平。降钙素与甲状旁腺素（PTH）共同维持血液中钙的相对恒定。对于正常人来说，血液和甲状腺组织中降钙素的含量很少，但在甲状腺髓样癌患者中，血液中降钙素水平会显著升高。因此，通过检测血液中降钙素水平，可以辅助诊断甲状腺髓样癌。

在甲状腺髓样癌患者中，术后血液中降钙素水平较高可能提示肿瘤仍有残留，而且降钙素水平越高，复发的可能性越早。然而，也有一些患者处于高降钙素水平多年，也未发生病灶复发。因此，监测降钙素水平有助于了解病情，但并非绝对准确的预测指标，需要结合其他临床信息一起考虑。

49. 什么是PTH？有什么临床意义？

PTH的中文是甲状旁腺素，是由甲状旁腺细胞分泌的一种激素。它在身体内发挥着维持血液中钙平衡的重要作用，与降钙素一起协同工作，确保血液中的钙水平相对稳定。

当PTH水平升高时，通常是因为甲状旁腺功能亢进，这可能是由各种原因引起的。在这种情况下，PTH的分泌增多，会导致骨骼的破坏增加，而钙的释放增加，最终导致高血钙水平。这可能会引发结石、骨折或骨形变等问题。

相反，当PTH水平降低时，可能是由于甲状旁腺功能减退。在这种情况下，由于PTH分泌不足，磷酸钙会大量沉积在骨骼中，影响正常的骨代谢。

因此，监测PTH水平在临床上非常重要。异常的PTH水平可以帮助医生判断患者是否存在甲状旁腺问题，以及采取何种治疗措施。当然PTH水平也有一定正常波动，具体判断需结合血钙等因素，由临床医生综合评判。

50. 什么是Tg与ATG？有什么临床意义？

Tg是甲状腺球蛋白的英文缩写，是体内碘在甲状腺腺体的贮存形式。Tg在体内被分解成甲状腺激素，即T4和T3。

ATG（anti-TG）是甲状腺球蛋白抗体的缩写，也常见TGAb的缩写形式，是自身免疫性甲状腺疾病患者血清中的一种常见自身抗体。ATG与甲状腺过氧化物酶抗体，常用于慢性淋巴细胞性甲状腺炎（桥本甲状腺炎）的鉴别诊断、疗效监测。

甲状腺全切后的患者以及甲状腺癌[131]I治疗后患者，其血Tg应处于较低水平。若术后随诊过程中发现血Tg浓度升高，则提示甲状腺肿瘤的复发或转移，应采取进一步的治疗措施。

51. 什么是T-Uptake？

T-Uptake（甲状腺素结合力）是用来衡量甲状腺素在血液中结合到运载蛋白的程度的一种检测方法。检测结果通常以甲状腺素结合指数（TBI）的形式呈现。通过测定血清中T-Uptake的水平，我们可以了解到甲状腺素在血液中结合到运载蛋白的程度，也就是了解甲状腺素的结合位点数。因此，T-Uptake的检测有助于医生了解甲状腺素在血液中的结合情况，从而更好地评估甲状腺功能的状态。

52. 不同医疗机构检测的甲状腺激素结果有可比性吗？

不同医疗机构检测的甲状腺激素水平结果不一定具有可比性，需要根据情况区别对待。首先，不同检测方法，检验结果会存在差异。临床上常用的检测方法有电化学发光、化学发光、放射免疫、酶联免疫吸附试验等。其次，不同试剂厂家之间检验结果会存在差异。不同品牌的试剂，生产工艺、抗原抗体反应体系和检测线性范围均存在较大的差异。再次，试剂厂家和检测方法相同，但检测体系不同，即采用不同型号的检测设备，其检测结果也会存在差异。最后，试剂厂家、检测方法和检测体系完全相同，采用的试剂批号不同，检验结果之间也会存在一定的差异。所以，很难保证不同医疗机构间的甲状腺激素检验结果在数值上有可比性；但是，尽管不同试剂厂家、不同检测方法和不同检测体系所得到的具体的检验结果可能不同，但在阴、阳性方面，应具有相对较高的一致性。

为了保证检验结果的可比性，满足肿瘤患者病情监测的需要，建议：①最好选择在同一家医院连续进行甲状腺激素的检测；②如果不能在同一家医院，应尽可能选择相同的检测方法或采用同一厂家的检测系统进行检测；③选择较高等级的医疗机构，这些医疗结构一般都能按照规定参加国家卫生健康委临床检验中心和省、市临床检验中心组织的甲状腺激素类检验项目室间质量评价，并在实验室内部开展室内质量控制，能够保证检验结果的准确性。

总之，将不同医院的甲状腺激素检验结果进行比较时，应注意其采用的检测方法、试剂厂家以及检测体系等是否相同，这样的比较才有意义。

53. 哪些检查需要空腹？

在去医院做血液检验之前，护士通常会问你是否吃过饭，这是因为部分检查需要在空腹状态下进行。有些医院在抽血室和检验申请单上也会明确提示患者在抽血前应该空腹。

随着医学的进步，临床检验项目越来越多，虽然不同医院可能开展不同数量和内容的检验项目，但基本检验项目是相似的，如血常规、尿常规、粪便常规、肝功能、肾功能、血糖、血脂、凝血相关项目、肝炎病毒等检验。

具体而言，在临床生物化学检测中，包括甲状腺功能、肝功能、肾功能、血脂、血糖、离子等项目需要在空腹状态下抽血检测。

54. 为何要空腹抽血？

有几个重要的原因如下。

（1）准确反映生理基础代谢[1]状态：在空腹状态下，人体处于相对的生理基础代谢状态，抽血检验的结果能够更准确地反映机体的真实情况。此时可以排除饮食、药物等因素对检测结果的影响，使结果更具可信度。

（2）避免运动和食物摄入的影响：人在晨间通常运动较少，而在进食、劳动、运动等活动后，一些化验指标可能会受到影响而波动，不利于测定结果的相对稳定和准确。血液中一些项目的波动与生物周期有关，因此在同一时间段测定的结果更具可比性。特别是在食物消

1　基础代谢：指人在安静状态下的代谢状态。

化后产生的乳糜微粒[1]会在血液中引起浑浊，影响某些生化检查的准确性。

（3）确保血液清晰无干扰：若在进食后进行抽血，尤其是摄入油脂较多的食物后，血液中的乳糜微粒会迅速吸收进入血液，导致血液变得"浑浊"，在检验中可能难以清晰观察和判断。这对于一些血脂检测等项目来说，可能影响测定的准确性。

总的来说，空腹抽血可以保证在相对稳定和平衡的生理状态下获取血液样本，有助于获得更准确的检验结果。因此，在进行生化相关项目检验时，建议遵循医嘱，按照要求在空腹状态下进行抽血。

55. 肿瘤患者复查时检测肿瘤标志物正常，是否还需要继续做影像学检查？

肿瘤患者在复查时如果肿瘤标志物正常，不能单纯依赖这一结果来判断病情。即使标志物正常，医生通常还会建议继续进行其他进一步的检查，主要有两个原因。

（1）标志物可能受限于检测技术：肿瘤标志物是在恶性肿瘤发生过程中释放到血液中的一些抗原成分。但当肿瘤很小或者释放的抗原量较少时，这些物质可能被血液稀释，检测技术可能无法准确检测到，导致出现假阴性[2]的结果。

（2）肿瘤细胞异质性：不同患者即使是相同类型、相同分期的肿瘤，其肿瘤标志物的浓度也可能存在很大差异。因此，并不是所有的肿瘤复发都会伴随着肿瘤标志物的升高。有时候，即使肿瘤在体内存

1　乳糜微粒：脂类食物消化时形成外观浑浊的一种白色或淡黄色浑浊液，经肠道的乳糜管吸收，再由淋巴系统运送，经胸导管注入血循环。
2　假阴性：某项检查的结果实际上应该是阳性的，但由于操作、仪器、个人身体特性等原因导致结果呈阴性。

在，标志物可能并没有显著增加。

因此，单凭肿瘤标志物的检测结果不能完全判断病情。患者应该听从医生的建议，进行进一步的检查，例如影像学检查等，以全面了解病情的发展。这样可以更全面、准确地评估患者的状况，确保及时发现可能存在的问题。

56. 什么是晨尿？尿常规分析为什么一般要求留取晨尿进行检测？

留取晨尿主要有以下原因：①浓缩尿液更有利于分析。晨尿中尿液的浓度相对较高，其中的血细胞、上皮细胞、病理细胞、管型等有形成分的浓度也较为突出。这使得在尿液形态学和化学成分的分析中，可以更清晰、更准确地观察和检测相关的指标。②尿液中的成分相对完整。由于整夜没有排尿，晨尿中的尿液成分在形态上相对较为完整。这对于医生来说，有助于更全面地了解患者的尿液状况，包括可能存在的异常。

总体而言，晨尿在尿液检测中具有相对较高的信息含量，可以提供更有力的诊断依据。所以，医生通常建议在进行尿常规检测时留取晨尿进行送检。

57. 什么是中段尿？留取合格的尿常规分析标本有哪些注意事项？

中段尿指在排尿过程中，留取中间排出的尿液，既不包括最开始排出的尿，也不包括最后排出的尿。这种收集方式有利于避免男性精液和女性外阴部分泌物的混入，从而避免对尿常规分析结果的影响，减少假阳性[1]的可能性。

留取合格的尿常规分析标本时，有一些注意事项：①领取清洁的标本容器。在留取尿液前，到医院指定地点领取清洁的一次性标本容器。使用干净的容器可以确保尿液的纯净性，避免外界物质的污染。②女性患者避开月经期。女性患者应避开月经期进行尿液采集。同时，在外阴清洁的情况下留取中段晨尿，有助于保持尿液的清洁度。③男性患者避免精液污染。男性患者在留取尿液时应避免精液、前列腺液等污染标本，以确保尿液的纯净性。④立即送检。留取标本后要尽快送检。如果送检不及时，尿液中的细菌可能增殖，酸碱度可能改变，有形成分如细胞可能会破裂，从而影响检测结果的准确性。

总的来说，留取合格的尿常规分析标本需要注意保持清洁，避免外界物质的污染，及时送检，这样才能获得准确的化验结果。

58. 尿培养中有细菌一定是尿路感染吗？

尿培养中有细菌不一定代表就是尿路感染。这是因为尿液标本很容易受到杂菌污染，例如在采集中段尿的过程中可能会受到尿道口的正常菌群或周围环境的污染，导致尿培养结果显示有细菌。此外，如果尿液在采集后放置时间过久（超过2小时），同样可能使细菌在尿液中增殖，产生虚假的细菌检测结果。

要确诊为真正的细菌尿，需要在排除了可能的假阳性的情况下进行尿液采集。通常，清洁中段尿或导尿留取尿液（非留置导尿），并在

---

1 假阳性：指由于多种原因造成将阴性结果误判为阳性，而假阴性则指将真正的阳性结果误判为阴性。临床上应用的任何技术都很难做到100%正确，故偶尔会有假阳性或假阴性的结果。

特定条件下进行定量培养。例如，革兰阴性球菌的菌落计数 $\geqslant 10^5/\text{ml}$，革兰阳性球菌的菌落计数 $\geqslant 10^4/\text{ml}$，才能诊断为真正的细菌尿。

59. 如何留取粪便常规检查标本？

留取粪便常规检查标本是一种比较简单但需要注意细节的操作。以下是一些留取合格的粪便常规标本的注意事项：①领取清洁的标本容器。在留取粪便前，到医院指定地点领取清洁的一次性防渗漏标本容器。使用医院提供的标本容器可以确保检测的准确性，并防止标本外泄。②留取异常成分的粪便。如果粪便中含有异常的成分，如黏液、脓血等病变成分，应该选择这部分粪便进行送检。如果外观正常，需要从表面、深处及粪便多处取材送检。送检标本的大小以蚕豆大小为宜。③避免灌肠和服油泻剂。不宜送检灌肠标本或服油类泻剂的粪便标本，以确保检测结果的准确性。④避免混杂其他物质。在留取粪便时，应避免混入尿液、消毒剂及污水等杂物，以免对检测结果产生干扰。⑤立即送检。留取标本后应尽快送检。放置时间过久可能导致细胞破裂，寄生虫等异常成分的死亡，从而影响检测结果的准确性。

总体而言，留取合格的粪便常规标本需要保持清洁，选择适当的部分进行采集，避免混杂其他物质，同时及时送检，以确保获得准确的化验结果。

60. 什么是粪便潜血检查？

粪便潜血检查是一种通过化学或免疫学方法来检测粪便中是否含

有血液的检验。这种检查通常用于发现微量血液，因为这些血液量很少，肉眼是看不到的，而且在粪便常规显微镜检查中也难以发现红细胞。当粪便潜血检查呈阳性时，表示粪便中含有血液。引起粪便潜血的疾病主要包括消化道出血、药物性胃黏膜损伤、胃肠道结核、寄生虫病、胃肠道恶性肿瘤等。因此，粪便潜血检查成为筛查消化道恶性肿瘤的一项重要检查项目，有助于早期发现可能存在的疾病，提高治疗的机会。

61. 留取粪便潜血标本需要做哪些准备？

留取粪便潜血标本是为了检测是否有隐藏在粪便中的微量血液。检查前的准备工作取决于使用的检测方法。化学法主要是通过血红蛋白中含铁血红素具有过氧化物酶的活性分解过氧化物、催化色原物质氧化呈色等一系列化学反应得出检测结果，这就要求患者应在留取粪便潜血标本前3天禁食动物血、肉类、维生素C等，以免在用化学法检查粪便潜血时出现假性结果。而用免疫法进行粪便潜血检查时则是直接检测粪便中的血红蛋白，故不需要禁食上述食品。但是如果出血部位在上消化道，由于红细胞或血红蛋白会被消化分解，采用免疫法进行检测则会出现假阴性结果，故需采用化学法进行检测。

62. 甲状腺癌是如何分期的？

甲状腺癌分期通常采用TNM分期系统，这是由美国癌症联合委员会（AJCC）制定的国际公认的分期标准。TNM分期系统主要包括以下几个方面。T（Tumor）原发肿瘤：根据肿瘤的大小和是否侵犯甲状腺外组织进行评估。N（Node）区域淋巴结：根据淋巴结是否转移以及转移的位置进行评估。M（Metastasis）远处转移：根据是否有远处转移进行评估。

同时结合不同甲状腺病灶的病理分类，将甲状腺癌归为分化型甲状腺癌（乳头状癌和滤泡癌）、甲状腺髓样癌、甲状腺未分化癌三个分期子类。根据子类中TNM的不同组合，甲状腺癌被进一步细分为Ⅰ期、Ⅱ期、Ⅲ期和Ⅳ期。

甲状腺癌的分期还包括年龄因素，特别是分化型甲状腺癌（乳头状癌和滤泡癌）。AJCC第8版分期系统将分化型甲状腺癌的诊断年龄分界值从45岁增加至55岁。对于55岁以下的患者，如果没有远处转移，通常被归为Ⅰ期；如果有远处转移，则被归为Ⅱ期。

甲状腺癌的分期通常需要术后根据病理结果做出判断。分期有助于医生评估病情，制订治疗方案，并预测患者的预后。

三、治疗篇

63. 一旦确诊甲状腺结节是良性的，需要治疗吗？

甲状腺结节即使已经诊断为良性，也需要定期复查，不过无症状且增长不快的良性结节无须特殊治疗。定期复查的主要原因如下。

（1）甲状腺良性结节有恶变的可能，如结节性甲状腺肿、甲状腺腺瘤。

（2）部分良性结节与恶性结节难以鉴别，如慢性纤维化性甲状腺炎。因此，即使甲状腺结节已确诊为良性也需要定期复查。

（3）良性结节也会缓慢增大，造成气管、食管、喉返神经压迫等结果，因此通常需要6～12个月复查1次，观察结节发展情况，早期发现异常，早期治疗。

64. 如何治疗青少年的甲状腺结节？

青少年的甲状腺结节中，甲状腺癌的比例较成人高，可达50%～70%。因此，青少年的甲状腺结节一定要引起足够的重视，提高警惕，仔细检查，防止漏诊，密切随诊。一旦患者证实为甲状腺癌，需要根据病情及早采取恰当的治疗方式。青少年甲状腺癌大部分为分化较好的乳头状腺癌，尽早手术治疗，预后[1]良好。

---

1 预后：指预测疾病的可能病程和结局，只是医生依据某种疾病的一般规律推断的一种可能性，这种可能性通常是患者群体而不是个人。

65. 什么是综合治疗？

综合治疗是一种根据患者的具体情况，综合运用各种治疗手段的方法，旨在最大限度地提高治愈率、延长生存期，并提高患者的生活质量。这种治疗方式并不是简单地将手术、化疗、放疗、生物治疗、中医药治疗等几种方式组合起来，而是一个系统的治疗过程，具有有计划、有步骤、有顺序的个体化治疗特点。需要强调的是，综合治疗并不是一成不变的模式，而是根据患者的具体情况和治疗过程中的反应进行灵活调整。在整个治疗过程中，会根据病情的发展、治疗效果等情况，有针对性地适时调整治疗方案。

66. 甲状腺癌有哪些治疗方法？

甲状腺癌有多种治疗方法，主要根据患者的具体情况来选择。

以下是一些常见的甲状腺癌治疗方法，可以根据患者的年龄、肿瘤的病理类型、病变程度和全身状况等因素进行个体化的选择。

（1）手术治疗：手术是治疗甲状腺癌的首选方法。通过手术切除癌症组织，达到去除病变的目的。术后可能需要服用甲状腺激素替代治疗，以保持正常的甲状腺功能。具体手术方式又可细分为开放手术、腔镜辅助手术、机器人辅助手术等。

（2）核素治疗：核素治疗是通过摄取含有放射性碘的药物，使放射线直接照射到残留的甲状腺组织或癌细胞，以达到杀灭癌细胞的目的。这种治疗方法在一些情况下是有效的。

（3）内分泌治疗：内分泌治疗通常包括甲状腺激素替代治疗，以维持正常的甲状腺激素水平。这对于术后的患者来说很重要，因为手术可能导致甲状腺功能的下降。

（4）放疗和化疗：在一些情况下，可能需要采用放疗或化疗作为辅助治疗，尤其是当手术无法完全切除或病理提示出现未分化情况时。

（5）介入治疗：对于一些病变较轻的患者，通过射频消融的方法达到消除病灶的目的。

一般而言，综合治疗是常见的方法，以手术为主，术后根据具体情况辅以内分泌治疗、核素治疗，必要时考虑放疗和化疗。具体的治疗方案需要由医生根据患者的病情和全面评估后制订。

67. 甲状腺癌主要治疗方法是什么？

甲状腺癌的治疗原则是以外科手术切除为主。不论病理类型如何，只要有手术指征就应尽可能手术切除，术后辅助内分泌治疗。甲状腺癌对放疗敏感性差，放疗可以作为辅助治疗手段。对于手术后有残留、肿瘤负荷较小者，术后放疗和核素治疗有一定价值。对分化好的乳头状癌或滤泡癌，即使是术后局部复发者也可再次手术治疗，仍能达到根治或长久的姑息作用。如手术后有残留或广泛的淋巴结转移，应及时给予术后核素治疗，尽可能降低局部复发率，改善预后。

（一）外 科 治 疗

68. 什么是根治性手术？什么是姑息性手术？

根治性手术是一种力求根除疾病的外科手术。这种手术旨在尽可能地去除患者体内的恶性肿瘤，以达到根治病情的目的。对于大多数早期恶性肿瘤患者，根治性手术通常是治疗的首选方法。然而需要注意的是，并非所有的根治性手术都意味着完全根治，因为某些早期癌症并不需要切除如此大的范围也能实现"根治"的效果。在选择是否进行根治性手术时，患者及其家属应该听从医生的建议，判断是否需要保留器官功能的手术。

姑息性手术是一种旨在减轻患者痛苦、提高生活质量，延长生存期，并减轻体内肿瘤负荷的手术。这种手术的目的不是完全根治疾病，而是通过切除原发病灶或转移性病灶，帮助患者更好地应对疾病的影响。姑息性手术通常在患者的病情较为晚期或根治性手术不可行的情况下考虑。它着重于提高患者的生活质量，减轻症状。

69. 什么是择期手术、限期手术和急诊手术？

外科手术根据疾病的危急程度分为择期手术、限期手术和急诊手术。

择期手术是可以在合适的时机选择进行的手术。这意味着手术的时间不会马上影响治疗效果，可以允许足够的术前准备或观察。择期手术通常适用于对治疗时机较为灵活的情况，例如对一些良性病变的手术，或者一些整形手术，这样可以在患者和医生共同商议的情况下选择最合适的时机进行手术。

限期手术是需要在一定时间内进行的手术。虽然不是紧急情况，但手术的时间也不宜过久地延迟，因为延迟可能会影响治疗效果或失去治疗的有利时机。举例来说，对于一些恶性肿瘤的根治性手术，需要在一定的时间范围内进行，以确保手术的有效性和治疗效果。

急诊手术是需要在最短时间内进行的紧急手术，否则会危及患者的生命。这类手术通常是由于患者的病情急剧恶化，需要立即采取外科手段进行治疗，以挽救患者的生命。急诊手术的紧急性要求医生尽快行动，以迅速解决危及患者生命的问题。

70. 甲状腺结节都需要手术治疗吗？

并不是所有甲状腺结节都需要通过手术治疗。怀疑为恶性，或者已经经过检查证实是恶性的甲状腺结节需要考虑手术治疗。而对于良性的甲状腺结节，要慎重考虑是否需要手术。一般来说，有以下情况可能需要手术治疗：①结节较大，导致压迫症状，如呼吸或吞咽困难；②虽然没有引起明显的压迫症状，但对生活和工作产生了明显的影响；③结节可能伴随功能亢进或存在恶性可能。

总的来说，医生通常会综合考虑结节的大小、症状、患者的整体健康状况以及结节的性质来决定是否需要手术治疗。如果没有恶性征象，而且结节不引起明显不适，医生可能会选择观察和定期检查的方式来管理。

71. 手术会刺激甲状腺癌转移吗?

手术治疗甲状腺癌并不会引起或激发甲状腺癌的转移。甲状腺癌可能会在早期就发生淋巴结转移和血液转移,但这些转移通常处于隐藏状态,很难通过常规检查方法如超声、CT等发现。在治疗甲状腺原发灶后,原本隐匿的转移病灶可能会继续生长,直到通过临床检查发现并被诊断为转移。因此,术后发现的转移并不是手术本身引起的,而是原本存在但隐匿的病变逐渐发展,最后能够检查发现。如果不进行手术,恶性肿瘤可能会继续生长,最终也会出现转移。因此,手术是为了去除原发灶,阻止癌症的进展,而不是导致转移的原因。术后发现的转移通常是病变自然发展的结果,与手术本身无直接关系。

72. 手术前为什么要做全面检查?

手术前进行全面检查是非常重要的,因为外科手术是一种有创伤性的治疗方法,伴随着一定的风险。这项检查的目的是为了了解患者的身体状况、疾病情况、手术的耐受能力以及可能出现的风险,从而确保手术的顺利进行。

全面检查一般包括两方面:常规检查和专科检查。常规检查涵盖了多个方面,如血常规及血型、尿常规、粪便常规,心电图,胸部X线片或CT,超声检查,以及肝、肾功能等多项指标。这些检查可以提供关于患者整体健康状况的信息,以确保患者能够耐受麻醉和手术创伤。专科检查包括内镜检查、相关肿瘤标志物检查、病理学检查等。这些检查有助于准确评估患者的病情，帮助手术医生制订详细的手术计划，并确保手术的顺利进行。

73. 为什么要签署知情同意书？

一方面，医疗行为发生前签署知情同意书是国家法律法规的规定。《中华人民共和国民法典》《中华人民共和国基本医疗卫生与健康促进法》《中华人民共和国医师法》等均规定医务人员应当告知患者病情、治疗措施、特殊检查、特殊治疗，手术前患者应知情，并取得患者明确同意。如果患者无法表达自己的意见，医生必须得到家属或关系人的同意并取得签字。另一方面，患者的生命健康受到法律的严格保护，只有患者本人能够决定接受何种医疗操作。患者在即将接受治疗前对其病情进行充分的了解和知情对于后续医疗行为的顺利开展有很大的帮助。

74. 术前需要履行哪些知情同意手续？什么人有资格签署手术知情同意书？

患者知情同意指患者对病情、诊断和拟定治疗（如手术）方案、可选择的其他治疗方案、拟定治疗的益处及可能带来的风险、费用开支、临床试验等真实情况有充分了解的权利，患者在知情的情况下有选择接受与拒绝的权利。相关法律法规要求应由患者本人或指定的授权委托人签署知情同意书。当患者不具备完全民事行为能力时，才会由其法定代理人签字。

在患者接受诊治的过程中，需要患者履行的知情同意手续包括以下几个方面。

（1）术前、术中知情：所有手术前主管医生会与患者进行术前谈话，并签署手术知情同意书。其内容包括术前诊断、手术指征、手术方式、可选择的诊疗方法及优缺点、术中和术后的危险性、可能的并发症及防范措施。术中置入身体的内置物（如吻合器、固定器等），术前谈话中会记明选择的类型；术中病情变化或手术方式改变需及时告知患者家属并由其授权人签名。手术的不确定因素较多，手术引起患者新的疾病甚至死亡的风险与疾病的治疗效果相伴相随。有时候手术可能达不到根治疾病的目的，达不到患者希望的理想状态，甚至使患者失去生命。手术风险具有不确定性、不可预测性等特征。

（2）如果在治疗中进行临床试验、药品试验、医疗器械试验及其他特殊检查、特殊治疗，主管医生将在治疗前向患者及家属告知相关情况，征求意见，由患者及家属签署同意检查、治疗的知情同意书。

（3）创伤性诊疗知情手续：对患者进行任何创伤性诊疗均需进行谈话告知并签署同意书。内容包括当前的主要病情、采取创伤性诊疗活动的目的及必要性、医疗风险、其他可选择的诊疗方法及优缺点、可能的并发症、注意事项及防范措施等。

（4）麻醉知情制度：在进行麻醉操作前，麻醉医生会告知患者相关情况并由患者或其授权人签署同意书。告知内容包括术前诊断、麻醉名称及方式、麻醉风险、防范措施等。

（5）输血知情制度：输血前医生会向患者告知相关情况并由患者或其授权人签署同意书。告知内容包括输血的目的、必要性、种类、数量、可能发生的风险、并发症及防范措施。

75. 手术知情同意书中写了那么多并发症，是否都会发生？

关于手术知情同意书中写的并发症，不是所有列举的并发症都会发生。并发症指患者可能在治疗过程中遇到的问题，有些是可预见但无法避免的。手术的风险和并发症的发生与患者的个体差异、病情、医疗技术水平等多方面因素有关。医护人员会尽可能减少并发症的发生。所以，尽管并发症被列在知情同意书中，但并不是说所有的并发症都会发生。

76. 手术前医生会向患者及家属交代哪些内容？

手术前，手术医生通常会和患者及家属谈话签字。谈话内容主要包括患者目前诊断为何病、准备采取什么手术治疗、手术大致的操作过程、手术中可能会遇到哪些问题、将会如何处理、手术后可能会出现什么情况、一旦发生这些情况如何处理、在手术治疗后还将有哪些治疗手段。实际上，该过程的主要目的在于患者的充分知情，签字只是为了确认医生已经完成告知义务。

77. 手术前医生找患者谈话，患者及家属需要了解哪些内容？

手术前患者和家属最重要的是要解除思想顾虑，做好心理和生理各个方面的准备。患者及家属可以向主管医生或主刀医生咨询手术目的、麻醉方式、手术方式以及术中、术后可能出现的各种风险或不适等情况。这些信息的了解可以帮助患者和家属更加放心地面对手术，消除一些可能存在的担忧。同时，与医生进行充分的沟通，能够增强患者及家属对整个治疗过程的信心，有助于形成积极的配合态度，提高手术的成功率和患者的舒适度。

78. 手术前患者为什么需要禁食、禁水？

手术前患者需要禁食、禁水，就是不允许吃东西和喝水。这主要是为了让患者的胃里面没有东西，避免在手术中或手术后发生呕吐。术后呕吐可能导致误吸[1]。在手术时，医生会刺激患者的腹膜或内脏，而且有些麻醉药物也可能刺激消化系统，这样会让患者感到恶心并呕吐。当人们感到紧张、害怕、焦虑或疼痛时，胃排空的速度会变慢。通常，成年人在手术前8～12小时就开始禁食，以确保胃里的食物全部排空。如果有患者偷偷吃了东西或喝了水，那是非常危险的，可能在手术中误吸食物，甚至引起窒息或肺炎等严重后果。

所以，术前的禁食、禁水是为了确保手术时患者的胃是空的，减少呕吐的风险，保障手术的安全进行。

79. 月经期患者能接受手术吗？

原则上月经期患者不宜实施择期或限期手术。月经期患者脱落的

---

1 误吸：误吸字面上讲就是错误的吸入呼吸道。吸入物可以是液体、食物、异物等，如果手术，吸入物则是胃内容物，如胃液、食物等可因呕吐而被吸入呼吸道，造成呼吸道阻塞、吸入性肺炎，甚至窒息等严重后果。

子宫内膜含有较多纤溶酶原激活物[1]，会导致血液中纤维蛋白溶解系统[2]活动增强，术中容易出血。此外，月经期患者抵抗力减低，增加了感染的风险。但是对于甲状腺腺叶切除手术，如手术操作时间不长，创面较小，月经期患者也可以考虑手术。如手术时间长，创面较大，则建议月经停止后再手术治疗。

80. 手术日患者家属应该做点什么？

手术日，患者的家属可以在以下几个关键时刻做一些事情：①陪伴患者入手术室前。在患者进入手术室前，家属可以陪伴患者在病房，给予患者一些安慰和支持，因为这个时候患者可能感到紧张或焦虑。②在手术等候区耐心等待。一旦患者进入手术室，家属需要在手术等候区耐心等待。在手术过程中，医生可能会发现一些特殊情况，需要及时与家属沟通，可能需要家属做出一些决策。所以，家属最好不要离开手术等候区。③了解手术情况。当手术结束后，患者会回到病房。家属可以向手术医生和麻醉医生了解患者的病情，手术进行得怎么样，有没有什么需要特别注意的。这有助于家属更好地了解患者的状况。④按医院规定留人陪护或监护。家属需要配合就诊医院的规定进行陪护和探视，或者由医院提供的监护服务来照顾患者。这有助于确保患者在手术后能够得到良好的照顾和关心。

---

1 纤溶酶原激活物：是由血管内皮细胞合成、分泌、不断释放入血液一种单链糖蛋白，是凝血系统重要的监测指标。人体血液中组织纤溶酶原激活物正常值为 0.3 ～ 0.5U/ml（发色底物法）。其临床意义为：降低：提示纤溶活性降低。见于血栓前状态和血栓性疾病，如动脉血栓形成、深部静脉血栓形成、缺血性脑卒中等。升高：提示纤溶活性亢进，见于原发性和继发性纤溶亢进，如弥散性血管内凝血、急性早幼粒细胞白血病、肝病、冠心病、高脂血症、应激反应等。
2 纤维蛋白溶解系统：血液凝固过程中形成的纤维蛋白被分解液化的过程称纤维蛋白溶解。纤维蛋白溶解的激活物（纤溶酶原和纤维蛋白溶解酶即纤溶酶）和抑制物以及纤溶的一系列酶促反应，总称为纤溶系统。

81. 为什么手术前需要患者做好心理准备？

手术前需要患者做好心理准备是因为一些患者在面对手术时可能会感到焦虑、紧张、恐惧、不安或抑郁等。这些情绪可能会影响患者的睡眠和食欲，导致身体状况下降，免疫功能减退，使得身体对病毒、细菌等的抵抗力减弱。此外，这些情绪也可能导致心率加快、血压升高等生理变化，增加手术的风险和术后并发症的发生率。

因此，保持积极的情绪和做好心理准备是确保手术顺利进行的关键条件。通过积极的心态，患者可以更好地配合医护人员的治疗，提高手术的成功率。同时，对于一些担心手术的患者，心理准备也有助于减轻他们的紧张感，让整个治疗过程更加顺利。所以，手术前的心理准备对于患者的身体和手术效果都非常重要。

82. 为什么手术前需要患者进行呼吸道准备？

手术前需要患者进行呼吸道准备是为了避免手术后出现呼吸问题。通常，手术后患者因为切口疼痛而不敢深呼吸、咳嗽和排痰，导致呼吸道内的分泌物在呼吸道内积聚。这样会降低肺的通气量，增加呼吸道阻塞的风险，可能导致肺不张，还可能使呼吸道容易感染，引发肺炎等问题。因此，在手术前通过呼吸道准备可以预防这些情况的发生。

对于吸烟的患者，最好在手术前1～2周停止吸烟，这有助于减少上呼吸道的分泌物，增强术后的呼吸道健康状况。

此外，练习正确的咳痰方法也是很重要的一步。腹式呼吸是一种良好的咳痰方式，通过深吸气、憋住气、然后缓慢呼气，再加上收缩腹肌使气体快速冲出，可以有效地将痰咳出。

如果患者有呼吸道炎症，医生可能会在手术前采取一些治疗措施，比如使用抗生素、进行雾化吸入等，以确保在手术时呼吸道的状况是良好的。这有助于在手术后更好地保持呼吸健康。

83. 手术前一天为什么要做手术区域皮肤准备？

这是因为我们的皮肤是身体的天然防御线，而手术过程中可能会破坏这个天然屏障，增加感染的风险。所以，进行手术前的皮肤准备是为了预防手术后切口感染。

这个准备过程包括清除患者手术区域的毛发、污垢以及可能存在的微生物。为了确保准备的充分，手术区域的范围一般会包括以手术切口为中心，向外延伸半径在20厘米以上的范围。

此外，手术前一天，患者还需要进行一些额外的个人卫生措施，如修剪指甲、剃须、洗头、洗澡等。对于小儿来说，可以不剃体毛，只需要进行清洗即可。这些步骤都是为了确保手术时手术区域尽可能的清洁，减少感染的风险，让手术更加安全顺利。

84. 甲状腺癌合并甲状腺功能亢进症患者做手术有危险吗？

对于合并甲状腺功能亢进症的患者来说，进行甲状腺癌手术是存在一定危险的。这主要是因为手术可能触发甲状腺危象的发生。

甲状腺危象是一种严重的状况，其症状包括高热、大汗、心动过速，以及其他一系列严重的生理反应，如呕吐、腹泻、烦躁不安，甚至可能导致昏迷。如果不及时进行抢救，甲状腺危象可能对患者的生命构成威胁，甚至导致死亡。

预防甲状腺危象的关键在于术前的充分准备。在手术前，医生会给予患者抗甲状腺功能亢进症的药物或碘剂，以控制甲状腺功能亢进。这有助于减缓心率，维持血压稳定，改善全身症状，使患者的情绪更加稳定，减轻手颤、失眠和腹泻等症状。通过这些预防性措施，可以降低术后发生甲状腺危象的风险，确保手术的安全进行。

85. 对甲状腺癌合并糖尿病患者做手术有风险吗？

一般情况下，对于合并有糖尿病的甲状腺癌患者进行手术的风险相对较小。当然，建议合并有糖尿病的患者在术前控制好血糖水平，有助于术后手术切口的愈合。

86. 对甲状腺癌合并高血压患者做手术有风险吗？

甲状腺手术通常对人体的创伤并不大，手术本身风险并不太大。但高血压可能导致麻醉中和手术中出现剧烈的血压波动，诱发心脑血管意外和增加术中、术后出血风险。因此，建议合并高血压的患者在手术前将血压控制在合理的水平后进行手术。

87. 有颈椎病或做过颈椎手术的患者能接受甲状腺手术吗？

做甲状腺手术时，患者会仰卧，肩下垫枕头，头后仰。这个姿势会对颈椎造成一定的影响，因此有颈椎病或做过颈椎手术的患者做甲状腺手术前应向医生说明。医生会在手术时采取措施，避免颈椎病加重，或伤及颈椎。

88. 甲状腺癌患者手术前不能吃饭、喝水，能吃降血糖药吗？

对于甲状腺癌患者来说，在手术前不能吃饭、喝水。关于降血糖药的问题，一般来说是不需要再额外服用的。在手术前，医生会使用胰岛素来控制患者的血糖水平，因为手术后，患者会处于应激状态[1]，这时人体对降糖药物的反应可能下降。所以在手术前，患者一般不需要再额外服用降血糖药物。在出院后可停用因手术使用的胰岛素，恢复患者日常生活中的糖尿病治疗方法。

89. 甲状腺癌患者手术前不能进食，能吃降压药吗？

甲状腺手术通常对人体的创伤并不大，在控制好高血压的情况下，手术风险并不大。为避免麻醉和手术中可能会出现剧烈的血压波动。手术当天，可根据患者服用抗高血压药物的习惯，服用一小口水将抗高血压药物服下，避免因停用抗高血压药物导致术中血压剧烈波动。

90. 甲状腺癌患者术前抗凝药需要停吗？

有些患者可能因冠心病、脑卒中、静脉血栓等病史长期预防性服

---

1 应激状态：指人体在受到刺激之后作出的反应，以便适应这个刺激变化的环境。这时候的状态称应激状态。

用抗凝药物。抗凝药物会导致手术中出血量增加，手术后渗血增多或发生术后出血。根据手术创伤大小、具体的疾病史和抗凝药物种类，医生会根据实际情况对停药时间和围手术期的替代抗凝药物进行建议，患者需要听取医生的建议。

91. 为什么有的甲状腺癌患者术前要放鼻饲管？

甲状腺在解剖学上从两侧包绕食管，甲状腺癌有时会累及食管。如果肿瘤累及食管，手术中需要判断食管位置。由于肿瘤呈浸润性生长，肿瘤常常会和食管融成一团，难以区分。手术中可通过事先放置的鼻饲管判断食管的位置，对食管加以保护，以免误伤食管。另外，一旦食管切除了一部分，手术后患者不能经口进食，需要通过鼻饲管进行进食。

92. 手术日需要患者做什么准备？

手术前患者需要做一些准备，以确保手术进行得顺利。以下是一些常见的准备事项：①不要化妆。手术当天不要涂抹任何化妆品，包括唇膏和指甲油。这是为了让医生在手术中更好地观察患者的末梢血液循环情况。②去除义齿。如果患者使用活动性义齿，需要在手术前将其取下。这是因为义齿可能在手术中脱落，有可能阻塞呼吸道。③去除金属物品和饰物。取下发卡、假发、金属物品和饰物，因为金属可能导电，而饰物可能在手术中伤及患者。④交出贵重物品。将所有贵重物品，如首饰、钱、手表等，交由家属保管，以防遗失。⑤保持清洁。穿着干净的病服，以确保手术环境卫生。⑥禁食禁水。根据医生或医院的要求，在手术前一定时间内禁止进食和饮水。这是为了确保胃内没有食物，减少手术时呕吐的风险。⑦排空膀胱。术前需要排空膀胱，这样可以避免在手术台上发生排尿，减少手术中误伤膨胀膀胱的可能性，也可以避免手术后因受麻醉影响或麻醉未清醒而发生排尿困难。⑧保留助听器和隐形眼镜。如果患者使用助听器或隐形眼镜，可以暂时戴着，以便在手术前与手术室工作人员进行交流。然而在手术开始前一刻通常需要取下。

这些准备措施有助于确保手术的安全进行，并减少手术中的不必要问题。

93. 手术前患者特别紧张怎么办？

手术前患者感到紧张是很正常的，毕竟接受手术是一件重要的事情。但是，有一些方法可以帮助患者放松心情：①术前访视。在手术前，麻醉医生会和患者进行访视，向他们解释手术前后的整个过程。这有助于患者了解将要发生的事情，减轻不安感。同时，患者可以在这时向医生提出任何疑问，解除心中的疑虑。②家属陪同。家属在这个时候起到很重要的作用，可以陪伴患者，给予情感上的支持。家属可以和医生一起做一些安慰工作，努力减轻患者的紧张情绪。③告知医生晚上不能入睡。如果患者在手术前晚上感到很难入睡，可以告诉值班医生。医生可能会考虑给患者一些安眠药物，帮助他们放松并入睡。④良好的休息。在手术前，确保患者有充足的休息，保持良好的体力状态。这对手术和术后的恢复都非常重要。

总体来说，理解手术过程、提前解决疑虑、得到家人和医生的支持，以及保持良好的休息，都是帮助患者在手术前放松心情的重要方法。

94. 手术有什么流程?

手术过程可以简单分为以下几个步骤：①接患者入手术室。当患者即将进行手术时，他们首先将被接到手术室。在这一步，医护人员会仔细核对患者的个人信息，以确保手术的准确性。②手术等候区。患者被接到手术室后，通常会在手术等候区等待。在这里，医护人员会再次核对患者的信息，确保一切就绪后，患者将进入手术间。③手术前准备。进入手术间后，医护人员会进行一系列手术前准备，包括输液、导尿等。④麻醉。在准备完成后，麻醉医生会给患者施加合适的麻醉方式，确保患者在手术过程中没有疼痛感觉。麻醉也有助于使患者进入安稳的睡眠状态。⑤实施手术。一旦患者进入麻醉状态，医生将开始实施手术。手术的具体步骤根据患者的病情和手术类型而异。在手术进行过程中，医生和手术团队会密切关注患者的状况。⑥麻醉恢复室或重症监护病房观察。手术结束后，如果需要，患者可能会被送往麻醉恢复室或重症监护病房。在这里，医护人员将进行严密观察和监测，确保患者的生命体征[1]恢复稳定，直到患者清醒并能够安全返回病房。⑦安全返回病房。一旦患者从麻醉中清醒，生命体征稳定，医护人员会安全地将患者送回病房。在病房，患者将继续接受护理和监测，以确保康复过程顺利进行。

三、治疗篇

---

1 生命体征：是用来判断患者的病情轻重和危急程度的指征，主要包括有体温、脉搏、呼吸和血压，是维持生命基本征候，是机体内在活动的客观反应，是衡量机体状况的重要指标。

95. 患者进入手术室后，医务人员为什么要反复核对患者信息？

为加强对医疗机构的管理，指导并规范医疗机构手术安全核查工作，保障医疗质量和医疗安全，2010年卫生部印发了《手术安全核查制度》。该制度的规范要求手术前进行核查工作。核查内容主要包括以下三个方面。

（1）患者身份核对：医务人员通过核对姓名、科室、床号、病案号、腕带信息等确定患者的身份。对于可能服用镇静药、听力障碍、身份无法确认的昏迷手术患者，可以通过核对其腕带上的姓名、病案号进行身份确认。

（2）手术部位核对：涉及双侧、多重结构（手指、脚趾、病灶部位）、多平面部位（脊柱）的手术时，在患者接入手术室前，医生将对手术侧或部位作手术标识。巡回护士接患者入手术室前，需进行手术部位标识的核对。

（3）一般情况的核对：如禁食、禁水情况，有无义齿，过敏史，既往病史，手术史等。

手术安全核查工作要由具有执业资质的手术医生、麻醉医生和手术室护士三方，分别在麻醉实施前、手术开始前和患者离开手术室前，共同对患者身份和手术部位等内容进行核查。其目的就是要保证患者的医疗安全。

96. 为什么患者在手术室会感觉比较冷？

患者在手术室感觉冷的原因有3个方面：①手术室的温度通常比较低，这是因为手术室内有各种仪器和设备需要在相对较低的温度下才能正常运转。此外，一些特定的手术可能需要在较低的温度下进行。②在手术室内，由于需要保持空气的清洁和湿度的控制，温度和湿度都有着严格的标准。手术室的温度通常要在23 ~ 25℃，相对湿度要保持在40% ~ 60%。这些要求有助于减少手术室内的细菌含量，降低手术后感染的风险。③在手术过程中，为了确保手术区域的清洁，患者可能会暴露于手术灯和其他设备的照射下，导致大量的热量散失。这也是为什么患者在手术室感觉比较冷的原因之一。

为了帮助患者在手术室中保持适当的体温，医护人员会采取一些保温措施，比如在手术前给患者盖上棉被，手术中使用温毯机进行保温，对输液和冲洗液进行加温后再给患者输注，手术后重新盖上棉被等。这些措施有助于减缓患者体温的散失，使其保持在正常范围内，同时确保手术室内的环境符合严格的卫生标准。

97. 手术小组主要有哪些人员参加？

一般一台手术由主刀医生、2 ~ 3名助手、麻醉医生、器械护士及巡回护士共同完成，如手术中需要射频消融、术中放疗等特殊治疗，还需要相关医生及技术人员参与。

98. 麻醉方法主要有哪些?

麻醉方法主要有3种:全身麻醉(全麻)、局部麻醉(局麻)和椎管内麻醉。每一种麻醉还有许多不同的形式和操作方法,麻醉医生会根据手术方式和患者自身状况选择最佳的麻醉方法。

99. 什么是全身麻醉?

全身麻醉就像是进入了一个深沉的梦境,麻醉医生通过呼吸面罩给患者吸入全身麻醉药,或通过静脉途径给患者注射麻醉药达到全身麻醉的效果。在全身麻醉期间,麻醉药物导致患者的中枢神经系统抑制,大脑不会接受到疼痛信号,患者表现为暂时神志消失、全身痛觉丧失、遗忘、反射抑制和骨骼肌松弛。麻醉药物对中枢神经系统抑制的程度与体内药物浓度有关,并且可以控制和调节。全身麻醉期间,麻醉医生会使用各种设备严密监测患者的生命体征和各重要脏器的功能,适当调整麻醉深度。这种抑制是完全可逆的,手术结束后停止使用麻醉药物,体内残存的麻醉药物可以被代谢分解或从体内排出,患者的神志及各种反射会逐渐恢复。

100. 全身麻醉对大脑会不会有损伤?

不会。目前临床使用的全身麻醉药其作用都是短暂的、一过性的,即停止使用后经过短时间的代谢分解可排出体外,其麻醉作用也会完全消失,更不会遗留并对中枢神经系统造成任何伤害和不良反应。因此不必担心全身麻醉会损伤患者的大脑。

101. 什么是局部麻醉?

局部麻醉是将局麻药应用于身体外周局部神经，只产生躯体某一部位的麻醉效果，使该部位不感觉疼痛。局部麻醉也是完全可逆的，不产生组织损害。常用的局部麻醉有表面麻醉、局部浸润麻醉和神经阻滞麻醉。表面麻醉是将局麻药与局部黏膜（如眼黏膜、鼻腔黏膜、口腔黏膜等）直接接触，穿透黏膜作用于神经末梢产生局部麻醉作用。我们经常说的局麻主要是指局部浸润麻醉。局部浸润麻醉是沿手术切口分层注射局麻药，麻醉组织中的神经末梢而产生局部麻醉作用。神经阻滞麻醉不是把局麻药用于神经末梢，而是把局麻药注射于神经干（丛）旁，阻断神经的传导功能，达到手术无痛，常用的神经阻滞麻醉有臂丛麻醉和颈丛麻醉等。

102. 什么是局麻强化麻醉?

有些可以在局部麻醉下完成的手术，由于患者会感觉紧张、恐惧，甚至不配合行为，需要在局部麻醉的同时辅助基础麻醉。基础麻醉就是静脉应用一些药物使患者进入类似睡眠但非麻醉的状态，患者保留自主呼吸，对手术过程无知晓。手术过程中要求麻醉医生连续监测患者的心率、呼吸、血氧等重要生命体征，掌握好用药剂量和浓度，同时要准备好急救设备，及时发现和处理一切异常情况。

103. 通常所说的"全麻"或"半麻"指的是什么？

"全麻"即全身麻醉，手术中患者将完全失去知觉和痛觉，医生经静脉或呼吸面罩将麻醉药物注入患者体内，在患者睡着后将气管插管插入，帮助患者呼吸，并吸入麻醉气体。"半麻"包括硬膜外麻醉、腰麻（蛛网膜下隙麻醉和腰硬联合麻醉）。"半麻"时患者是清醒的，但不会感觉到手术区域的疼痛。如果患者希望睡着，也可以给予镇静剂。

104. 麻醉有什么风险吗？

麻醉的风险不仅与外科手术大小、种类、麻醉方法有关，还与患者术前身体状况及内、外科疾病有关。麻醉会影响患者生理状态的稳定性，手术创伤和失血可使患者生理功能处于应激状态，外科疾病以及并存的内科疾病会引起不同程度的病理生理改变，这些都会增加麻醉的风险。因此"只有小手术，没有小麻醉"。麻醉医生的工作就是使这些风险降到最低，手术前会完善一些必要的检查和准备，将患者的身体调整到最佳状态，手术过程中会利用先进的仪器随时监测患者的生命体征，以保证麻醉安全。如发现由于手术、麻醉或是患者原有的疾病引起威胁患者生命的问题时，麻醉医生会及时采取各种措施，以维持患者生命功能的稳定。

105. 为什么老年人的麻醉风险比年轻人大？

一般来讲，年龄越大，麻醉与手术风险越大。与年轻患者相比，老年患者常合并糖尿病、高血压、心血管疾病、脑血管病等全身性疾病，这些高危险因素会增加手术及麻醉的困难程度。对于老年患者，手术前需要尽可能将合并症控制在代偿良好的范围内，以降低麻醉风险。老年患者对于麻醉药的耐受程度、代谢排泄都要差于年轻患者，这会增加麻醉风险。但麻醉和手术的风险是由多种因素决定的，如麻醉医生的经验、患者所就诊医院的综合实力等，所以手术风险应该结合环境因素综合判断，只要准备充分，老年人的手术也可顺利完成。

106. 麻醉医生做些什么工作呢？

经常有患者及家属问外科医生这样的问题："谁给我们打麻药？"许多患者认为麻醉只是"打一针，睡一觉"这么简单。实际上麻醉很复杂，麻醉医生的工作贯穿患者手术前、手术中以及手术后。通常来说，手术前一天，麻醉医生会到病房进行术前访视，了解患者的病情，清楚患者术前用药情况（如告知哪些药物应该继续服用至手术日，哪些药物应该停用），对患者的全身情况进行系统的麻醉风险评估，尽可能将机体调整到最好的状态再行麻醉，告知患者麻醉可能存在的风险及并发症，以及围手术期一些必要的操作。

从患者进入手术室的那刻起，麻醉医生就时刻伴随身边。麻醉医生与外科医生、手术室护士一起核对手术信息，给患者进行全方位的监测（如血压、脉搏、体温、血氧饱和度、呼气末二氧化碳分压、肌肉松弛程度、平均动脉压、中心静脉压等），根据病情的需要及手术的方式为患者实施麻醉。手术中，麻醉医生要根据监护仪上的各种数据维持患者生命体征平稳，对手术中出现的各种异常情况正确判断并及时处理，保证患者术中生命安全。所以大家常常说："外科医生治病，麻醉医生保命。"

手术结束后，麻醉医生会让患者恢复意识、清醒、生命体征稳定，再返回病房，同时会根据不同的情况给患者进行术后镇痛。

此外，各科室危重病患者实施的急救气管插管、无痛内镜检查、有创伤性诊断检查的监护与麻醉、癌痛治疗也是麻醉医生工作的一部分。

107. 为什么麻醉医生术前要访视患者？

麻醉医生在手术前进行访视是为了确保手术的安全和顺利进行。术前访视的工作内容包括：①病史了解。麻醉医生需要知道患者是否有其他疾病，比如心脏病、高血压、糖尿病等，因为这些会对麻醉的选择和效果产生影响。②过敏史查明。如果患者对某些药物或食物过敏，麻醉医生要事先了解，以避免在手术中使用可能引起过敏反应[1]的药物。③手术和麻醉史了解。是否曾经接受过手术或麻醉，以及是否有不良反应，对麻醉医生选择麻醉方法有很大的指导意义。④生活习惯了解。吸烟、饮酒、睡眠情况等生活习惯也是考虑因素，因为这些会影响患者的身体状况和麻醉效果。

通过这次访视，麻醉医生能够更全面地了解患者的身体状况和个

---

1 过敏反应：指已免疫的机体在再次接受相同物质的刺激时所发生的反应。反应的特点是发作迅速、反应强烈、消退较快。表现为胸闷、心悸、呼吸困难、瘙痒、皮疹等。

体差异，制订出更为精准的麻醉计划。同时，麻醉医生也会向患者和家属详细解释麻醉的注意事项，回答他们可能有的疑虑，确保患者在手术前有充分的了解和准备。

108. 麻醉医生为什么要询问患者的既往病史和目前的身体状况？

由于麻醉和手术会对人体的各项生理功能产生影响，所以麻醉医生要尽可能多了解患者的情况。麻醉医生在手术中除了使患者解除疼痛、感到舒适外，同时要全程监测患者的各项生命体征，保证患者术中各重要生命体征平稳。麻醉医生必须熟悉患者身体状况及既往疾病的治疗经过，才能为手术选择合适的麻醉方法和监护措施，并把目前的治疗延续到手术中。对病情的详尽了解将帮助麻醉医生对麻醉、手术中发生的异常情况作出快速、准确的判断和有效的应对。

109. 麻醉医生为什么要了解患者的吸烟史和饮酒量？

香烟和酒精对人体的影响很大，有时甚至超过服用药物的作用。烟、酒对人体的心、肺、脑、肝等脏器会产生不同的影响，有时吸烟、饮酒可改变术中药物的作用。长期大量饮酒的患者中枢神经系统对吸入麻醉药和静脉诱导药有较高耐受性。长期吸烟的患者通常心肺功能较差。由此可见，让麻醉医生了解患者吸烟、饮酒的情况是十分重要的。有些患者会有所保留地告诉医生自己吸烟及饮酒的数量，这是不正确的。麻醉医生只有充分了解患者身体状况才能提供安全的麻醉方法，所以要如实回答医生的问题。

110. 术前戒烟多长时间有效？

戒烟早期，有些患者咳痰量会增加，还有些患者出现新的呼吸道反应性疾病或原有症状加重，戒烟还可能出现与尼古丁戒断相关的激动和焦虑症状（也就是烟瘾发作）。戒烟至少12小时后，吸烟产生的有害物质和尼古丁水平降至正常，机体由于吸烟导致的缺氧状态会有所改善。研究表明，只有戒烟6～8周以上，手术后呼吸系统并发症才显著降低。但癌症手术基本都是择期手术或限期手术，往往不能等这么久才实施手术，至少在手术前戒烟2天还是应该能做到的，当然，彻底戒掉更好。

111. 患者可以选择麻醉方式吗？

患者可以选择麻醉方式。一些手术可以采用多种麻醉方法，麻醉医生在了解、分析手术要求和患者具体情况之后，将会选择一种合适的麻醉方法，告知患者并做必要的解释。如患者对某种麻醉有自己的看法，可以提出，医生会考虑患者的意见并结合麻醉原则要求制订安全、有效、舒适的麻醉计划。

112. 为什么要签署麻醉知情同意书？家属可以代签吗？

由于个体差异及合并疾病的不同，每个人对麻醉的耐受和反应都不一样，麻醉过程中可能会出现意外和并发症。任何麻醉都伴随着一定的风险，作为患者及家属，有必要也有权利充分了解麻醉存在的风险，这就是为什么手术患者都要进行麻醉前谈话且签字的原因。

原则上只要患者有一定的认知能力，那么患者的意愿永远是第一位的，应该由患者本人签署术前麻醉知情同意书，这是患者的权利。但如果家属和患者本人有良好的沟通，家属能够代表患者的意愿，患者本人又签署了委托协议，委托某位家属替本人做主，那么这位家属可以代签麻醉知情同意书。

113. 为什么对甲状腺癌患者建议采用全身麻醉？

甲状腺手术中，建议采用全身麻醉主要是考虑到手术的特殊性和患者的舒适度。首先，甲状腺在解剖上与气管、食管毗邻，甲状腺肿块可能对气管有压迫，导致气管移位、狭窄或软化，那么在手术中需要更好地维持呼吸道通畅，全身麻醉能够提供更好的呼吸支持。如果甲状腺肿瘤位于胸骨后或纵隔内，手术可能会进一步干扰受压的呼吸道，实施全身麻醉有助于保障患者的呼吸功能。

在一些特殊情况下，比如术后复发或怀疑恶变，手术范围大、时间长，以及患者体胖颈短、术中头颈后仰不易维持呼吸道通畅，或患者难以耐受时，也更倾向于选择气管插管全身麻醉。这可以确保在手术中患者得到足够的麻醉深度，同时提供呼吸支持。

此外，甲状腺受到自主神经系统的支配，手术过程中对甲状腺的操作可能刺激神经，引起患者恶心、心悸、胃肠不适等症状。全身麻醉可以更好地控制这些不适症状，提高手术的安全性和患者的手术体验。

114. 术前化疗对麻醉有影响吗？

使用化疗药后会对身体各脏器产生毒性作用，主要表现为心脏毒性（心功能不全、心律失常、心电图改变等）、骨髓抑制[1]、重要脏器（肝、肾、肺等）功能损害、胃肠道反应[2]、过敏反应等，化疗药也会与麻醉药物产生相互作用，增加麻醉和手术的风险。不过不用过于担心，术前化疗不是麻醉禁忌，麻醉医生会根据患者身体状态和所用的化疗药物制订相应的麻醉方案，以确保术中安全平稳。

115. 什么是气管插管？难受吗？

气管插管是一种在全身麻醉下，为了确保患者呼吸通畅而将一根细长的导管插入气管的过程。这个导管与麻醉机相连接，可以帮助医生控制患者的呼吸。

在进行气管插管前，麻醉医生会给患者注射一些药物，使患者失去意识、停止自主呼吸并使肌肉松弛。这一过程被称为麻醉诱导。然后，在患者处于这个状态时，麻醉医生会插入气管导管。由于患者在这个过程中是处于麻醉状态的，因此患者不会感受到插管的过程，也不会感到难受。

---

1 骨髓抑制：指骨髓中的血细胞前体的活性下降，导致外周血细胞数量减少，是化疗药物的常见毒副反应。实验室检查表现为白细胞减少、血红蛋白降低、血小板减少。
2 胃肠道反应：本书中胃肠道反应多指化疗药物常见副作用之一，主要表现为食欲减退、恶心、呕吐、腹胀、腹泻等。

116. 患者应该怎样配合麻醉和手术？

麻醉与手术能否顺利进行，除医务人员的技术水平和认真负责的工作精神外，患者配合也十分重要。患者可以从以下几个方面进行配合：①要树立信心，相信医生，放松心情。过分紧张，睡眠不好，可使手术当天血压波动，影响麻醉和手术。②要严格按照医生的嘱咐准备。对医生要讲实话，尤其是全身麻醉手术前，是否吃了东西，是否发热，女性患者是否有月经来潮等都应先告诉医生，让医生考虑是否暂停手术，以免引起不良后果。③进手术室前，要排空尿、便，戴有活动义齿的患者要取下义齿，以防麻醉插管时脱落，误入食管或呼吸道。不要把贵重物品带进手术室。④不同的手术、不同的麻醉，所采取的体位不同。腰麻和硬脊膜外麻醉，需患者采取坐位或侧卧位进行穿刺操作，当医生和护士摆好患者体位后，不能随意移动或改变，如有不适或疼痛，可告诉医生，乱动会影响穿刺操作。⑤有的手术要插导尿管或胃管，这些导管都会给患者带来一些不适或疼痛，需要忍受，千万不能随意将导管拔出。⑥进行非全身麻醉手术时，患者在手术台上处于清醒状态，应安静闭目接受手术，不要随意和医护人员谈话，更不要胡乱猜疑医护人员的某些话，以免引起误会。

117. 松动的牙齿或义齿对麻醉有什么影响？

如果患者有松动的牙齿或者义齿，麻醉医生在气管插管时可能会损伤到牙齿，导致牙齿脱落、牙龈出血，牙齿可能会掉入气管引起窒息。所以对于活动性的或能取下的义齿，术前要求全部取下，交家属保存。特别是前面的单颗义齿最好摘掉，后面固定义齿没有关系，整口义齿不用摘掉，带着还可以保护牙龈，起支撑作用。明显活动的前门牙，在手术前应请口腔科医生处理。

118. 什么是麻醉恢复室？

麻醉恢复室又称麻醉后监测治疗室，负责对麻醉后患者进行严密观察和监测，直至患者的生命体征恢复稳定。恢复室紧邻手术室，便于麻醉医生或外科医生对患者观察及处理，如发生紧急情况也便于送回手术室进一步治疗。

手术与麻醉都会在一定程度上扰乱人体的正常生理，特别是对那些术前一般情况较差、经受了全身麻醉或大型手术的患者。手术后患者如存在麻醉未醒、呼吸循环功能不稳定等需要持续监护的情况，将被送入麻醉恢复室。麻醉恢复室内配备有专门的麻醉医生、麻醉护士及齐全的设备，能实施及时有效的监测和抢救，使患者顺利度过手术后、麻醉后的不稳定时期，保障患者的安全。

119. 全身麻醉结束后醒来时患者会有什么感觉？

当患者从全身麻醉中苏醒时，可能会感觉有些特殊。这是因为麻醉药物的作用还没有完全消失。首先，很多患者可能会感到有点嗜睡，就像是从一个深深的梦中醒来一样。这是正常的，因为麻醉的效果还在身体里。另外，可能会出现一些不适感。有些人可能感觉到手术部位的切口疼痛，或者咽喉部有一些不适。如果患者在手术过程中留置了导尿管，可能会感觉到有想要排尿的感觉。这些感觉在麻醉药物的作用逐渐减退后会逐渐减轻。

120. 手术结束后会出现哪些状况？患者什么时候才能回病房？

手术结束后，患者可能会经历一些特殊情况。首先需要明白的是，手术结束并不代表麻醉的效果完全消失，主要生理功能完全恢复。在复杂手术中，患者可能经历了复杂的麻醉和手术过程，导致循环、呼吸、代谢等功能的紊乱。这些问题在手术后并没有完全解决，而且可能出现各种并发症。因此，手术后患者不会回病房，而是会被送到麻醉恢复室，由专业医护人员进行仔细照看和护理。在这个阶段，患者可能会出现一些常见的问题，比如恶心、呕吐、疼痛、血压过高或过低等。医护人员会及时采取措施来处理这些问题，确保患者在麻醉后逐渐平稳。

全身麻醉的患者逐渐恢复至完全清醒、肌力正常后，才能被送回病房。

121. 哪些患者需要到重症监护室监护？

重症监护室又称ICU，是英文intensive care unit的缩写，原意为加强护理单位。重症监护室是利用各种各样的现代化设备及先进的治疗手段，如呼吸机、监护仪、输液泵、起搏器、冰毯、胃肠道外营养等治疗手段，对各种各样的危重患者，进行非常密切的观察，并用特殊的生命支持手段提高患者存活机会的一个特殊治疗护理病区。ICU收治的对象包括：①各种复杂大手术后的患者。尤其是那些在手术前已经有合并症（如心脏疾病、糖尿病、高血压等），或者在手术中生命体征不稳定的患者。②心、肺功能衰竭患者。心肺功能较差的患者术后可能需要在ICU接受更密切的监护和治疗。③各种类型的休克患者。包括循环不稳定、呼吸不稳定等各种形式的休克患者。④有严重心律失常的患者。心跳节律异常的患者可能需要在ICU接受进一步的监测和治疗。⑤严重感染、败血症、感染性休克等患者。生命体征不稳定的感染患者可能需要在ICU中得到特殊的照顾。⑥器官移植术后的患者。在器官移植手术后，患者通常需要在ICU接受密切监测和支持。⑦急性脑功能障碍危重期的患者。那些出现急性脑功能问题的患者可能需要在ICU中得到专业治疗。⑧严重营养、水、电解质及代谢失衡的患者。在这方面出现问题的患者可能需要在ICU中进行调理。⑨心跳、呼吸骤停后进行心肺复苏的患者。这些患者在复苏后可能需要进一步的生命支持。⑩其他危重症需ICU监测和治疗的患者。包括其他各种需要密切监测和治疗的危重患者。

122. 甲状腺手术后的瘢痕大吗？

甲状腺手术后的瘢痕通常不会很大。根据手术范围，甲状腺切口通常位于颈前，长度在5～10cm。对于年轻女性患者、演员和教师等特殊职业的患者，他们通常更关心颈部的外观。医生在手术时会考虑到这一点，尽量减少切口对美观的影响。一般来说，甲状腺手术的切口通常沿着颈部的皮肤纹路进行，这样可以使瘢痕不易被发觉。对于尤其介意颈前瘢痕的患者，还可以选择腔镜手术以避免颈前手术切口。

123. 同样是甲状腺癌手术，为什么有的切口长，有的切口短？

甲状腺癌患者手术切口的选择主要与手术操作的范围有关，手术医生会根据手术范围决定手术切口的长度。仅有甲状腺原发灶的手术切口较短，而需要同期行侧颈淋巴结清扫的手术切口就会比较长。

124. 甲状腺乳头状癌患者应切除多少甲状腺组织为好？

甲状腺癌手术的基本原则是切除原发病灶、明确的转移灶，并预防性切除可能的转移灶。甲状腺乳头状癌手术中，对于病灶单发，或是局限在单侧甲状腺的患者，都可以采取单侧甲状腺切除的方式；而对于肿瘤较大、累及甲状腺被膜，或是多灶且双侧甲状腺都有病灶者，应进行甲状腺全切。

125. 两侧甲状腺上都有结节，要切除整个甲状腺吗？

不一定需要切除整个甲状腺。对于两侧甲状腺上都有结节的情况，是否需要切除整个甲状腺要看结节的性质。

在国际上，对于分化型甲状腺癌，有一些外科医生主张进行甲状腺全切除手术，术后再进行碘治疗。但是，一些过度治疗的观念可能对患者的生活质量产生不利影响。因为甲状腺癌，尤其是乳头状癌和滤泡状癌，治疗后10年的生存率大约在90%，因此并不需要采取过于激进的手术。

所以，对于两侧甲状腺上都有结节的情况，如果只有一侧的结节是癌，可以考虑只切除癌的那一侧，保留对侧的大部分腺体。如果两侧的结节都是癌，可能需要考虑切除双侧甲状腺。这样的手术决策会更加个体化，根据患者的具体情况来进行权衡和选择。

126. 为什么有时只有一侧腺体上有肿瘤，却要切除整个甲状腺？

有时候仅单侧甲状腺上有肿瘤，但也选择切除整个甲状腺，这取决于患者的具体情况和肿瘤的性质。一般来说，医生会将甲状腺癌患者分为高危组和低危组。高危组包括年龄较大者，癌症侵犯到腺外组织或器官，病理类型易外侵，或者有远处转移者。低危组则包括年轻患者、肿瘤较小、癌症局限在甲状腺内，没有远处转移者。

对于高危组的患者，通常会考虑进行甲状腺全切除手术，即切除整个甲状腺。这是为了确保彻底去除可能更具侵袭性的癌细胞。而对于低危组的患者，可能会考虑保留一部分甲状腺，以维持正常的甲状腺功能。因此，手术决策的关键在于综合考虑患者的各方面因素，以做出最合适的治疗选择。

127. 按良性做的甲状腺癌手术后还需要再次手术吗？

通常是需要的，也和首次手术的范围有关。

有数据表明，甲状腺癌按良性手术后，再次做甲状腺癌根治术者，其中40% ～ 50%还有残存肿瘤。因此，对于此类患者，尤其是首次手术单纯性甲状腺结节切除术者应选择再次手术。但再次手术的并发症发生率明显升高。由于再次手术是在上次手术的瘢痕中进行，解剖层次消失，手术操作困难，出现喉返神经、甲状旁腺损伤的机会较大。

128. 甲状腺癌淋巴结转移分几个区域？

甲状腺癌的颈部淋巴结转移通常位于中央区淋巴结和侧方淋巴结区域。其中，中央区淋巴结包括6区和7区，含双侧颈动脉之间的淋巴结；侧方淋巴结包括双侧的2区、3区、4区，含双侧的颈动脉和胸锁乳突肌内侧的淋巴结。此外，甲状腺癌还可能转移到颈后区淋巴结、咽旁淋巴结、上纵隔淋巴结等区域。

129. 甲状腺癌患者为什么要清扫气管、食管沟淋巴结？

甲状腺癌淋巴结转移最多见于中央区淋巴结，即气管、食管沟淋巴结或6区淋巴结。同时，气管、食管沟淋巴结位于甲状腺周围，甲状腺术后不可避免带来气管、食管沟的局部瘢痕粘连，再次手术清扫气管、食管沟难度较大，且对于喉神经、甲状旁腺等结构的保护更加困难。因此，甲状腺癌患者通常要清扫患侧气管、食管沟淋巴结。

130. 为什么做完甲状腺手术，残余的甲状腺上还有结节？

做完甲状腺手术后，残余的甲状腺上可能还有结节，这是因为甲状腺上通常有很多结节，而且大多数都是良性的。在甲状腺癌治疗中，很常见的情况是在手术中只有一个结节是恶性的，其他都是良性的。

在手术时，如果只有一侧的结节是癌症，医生通常会切除这一侧的甲状腺叶，并对另一侧的结节进行术中冰冻检查[1]。如果这些结节被证实为良性，为了保持残余的甲状腺功能，医生通常不会处理这些良性的小结节。

此外，手术后形成的缝合也可能在超声检查中被误判为甲状腺结节。这是因为手术后的变化，包括缝合形成的小块，可能在超声图像上看起来像结节。

131. 手术中的冰冻检查报告准确吗？

甲状腺手术中的冰冻检查非常重要。其结果不仅影响甲状腺的切除范围，还肩负着判断有没有颈淋巴结转移，是否需要颈淋巴结清扫的任务。通常一个有经验的病理科医生的冰冻准确性在90%～95%。虽然这已经是非常高的数字了，但还会有个别时候会出现冰冻结果与手术后的最终病理学检查报告不符的情况，这是目前医疗技术无法避免的情况。

132. 甲状腺乳头状癌侵犯了周围组织器官时怎么办？

当癌肿累及腺叶外组织时，多数并非手术禁忌证[2]，不可轻易放弃手术治疗，如能将局部肿瘤与受累组织一并彻底切除，一些患者仍有可能获得长期生存。肿瘤侵犯气管壁相对常见，多数可以从气管锐性

1 冰冻检查：又称冰冻切片检查，即手术中将切下的组织经低温快速冷冻后行快速病理检查，是绝大多数疾病在手术中明确诊断的方法，大约30分钟即可出结果。
2 禁忌证：指不适宜于采用某种诊断或治疗措施的疾病或状况。

分离。若已侵犯气管浅层，可切除部分气管软骨与肿瘤组织；如已侵犯气管全层，则需切除受累的全层气管壁，缺损难以修复时，可开放造口。如存在严重的甲状软骨受损，则可考虑行全喉切除术。食管壁受累时，可切除受侵的肌层或全层，并修复食管。颈总动脉受侵也较常见。如难以全部切除时，可残留少量的癌组织于动脉壁，术后再行核素治疗或放疗。

切除大部分肿瘤后，即使局部残留少量的癌组织，目前经过10年以上观察，其中65.3%的患者无明显不适。可见姑息性切除有缓解局部压迫及延长生存期的作用。在可能的情况下，争取尽可能切净癌组织，不要轻易放弃手术的可能。

133. 甲状腺乳头状癌患者一定要清扫侧颈部淋巴结吗？

对于术前检查明确有侧颈部（Ⅱ区、Ⅲ区、Ⅳ区、Ⅴ区）淋巴结转移的甲状腺乳头状癌患者，常规需要进行治疗性侧颈部淋巴结清扫。但是，经过CT和超声检查没有发现颈部淋巴结转移时，在是否行预防性淋巴结清扫术[1]方面，专家们有不同意见。一种意见认为乳头状腺癌分化良好、恶性程度低、生长极慢，预后相对良好，易淋巴转移，过早地清除颈淋巴结反而破坏了防御系统，破坏了防止肿瘤扩散的第一道防线，不建议进行预防性侧颈部淋巴结清扫；另一种意见则认为，鉴于部分高危中央区淋巴结转移是侧颈淋巴结转移的重要因素，对于部分中央区淋巴结转移的高危患者，可考虑行预防性侧颈淋巴结清扫。甲状腺乳头状癌发生颈淋巴结转移并不影响预后；临床淋

---

[1] 淋巴结清扫术：指切除某种恶性肿瘤易于发生转移或已经发生转移的某部位淋巴组织及周围的脂肪、神经、血管等组织的手术。

巴结阴性者，日后淋巴结转移仅为7%～15%，出现转移后再手术对预后并无明显影响。因此现多主张较保守的治疗方法，即切除原发肿瘤，仅在临床上出现淋巴结转移时才行清扫术。

134. 哪些甲状腺乳头状癌患者需要做颈淋巴结清扫？

对临床查体及CT、B超检查未发现肿大淋巴结的，即cN0患者，不主张做侧颈淋巴结清扫。侧颈淋巴结清扫术的适应证[1]：①临床检查能触及肿大淋巴结者；②CT及B超检查高度怀疑转移者；③手术中冰冻切片检查证实有颈部淋巴结转移者。

135. 颈淋巴清扫（切除）术的范围有多大？对外观影响大吗？

目前，甲状腺癌患者的颈淋巴清扫手术的范围通常包括同侧的气管、食管沟淋巴结，有侧颈淋巴结转移者还包括同侧的颈内静脉上、中、下区。上界到下颌骨（二腹肌）下缘，内侧到颈部中线，下界到锁骨水平，外侧界到胸锁乳突肌，深面到椎前筋膜。要将该区域内的淋巴脂肪组织整块切除。术后除颈前存在手术瘢痕外，对于颈部外形的影响较小。

136. 甲状腺滤泡状癌该如何治疗？

甲状腺滤泡状癌首选手术治疗，手术原则基本上同甲状腺乳头状

1　适应证：指某一种药物或诊断治疗方法所能诊断治疗的疾病范围或疾病状态。

腺癌。甲状腺滤泡状癌主要经血行转移，很少经淋巴转移，所以对无颈淋巴结肿大者一般无须颈淋巴清扫术。一旦有颈淋巴结转移，则应行全甲状腺切除加颈淋巴清扫术。如已有远处转移，术后可应用核素治疗。由于甲状腺腺癌的远地转移灶只有在甲状腺全切除后才能吸收放射碘，因此，应在甲状腺全切除术后再进行针对远处转移灶的核素治疗。

137. 甲状腺髓样癌该如何治疗？

甲状腺髓样癌首选手术治疗。由于甲状腺髓样癌易出现双侧腺叶多发病灶，这种情况占全部甲状腺髓样癌的30% ～ 40%，因此，一旦确诊为甲状腺髓样癌，建议行甲状腺全切除术。甲状腺髓样癌淋巴结的处理原则基本上同甲状腺乳头状癌。

138. 甲状腺未分化癌患者可以采用手术治疗吗？

甲状腺未分化癌恶性程度高，生长快，一般患者存活期短。若没有远处转移，且肿块局限在腺体内，则可手术切除。但患者往往就诊时已出现压迫症状，手术已有困难，一般只做姑息性切除和气管切开，以解除压迫症状。手术后辅以放疗和化疗，但疗效不理想。

139. 甲状腺未分化癌患者应以什么治疗方法为主？

甲状腺未分化癌应采用以放化疗为主的综合治疗。对少部分原发肿瘤较小的病例，尽量切除，术后再加上放化疗；失去根治性或姑息性治疗机会的仅做气管切开，术后放化疗，对有的患者有一定疗效。近年来，对于合并有*BRAF*等基因突变的甲状腺未分化癌患者，可以尝试相应的靶向药物作为辅助治疗方案。

140. 什么是甲状腺微小癌、甲状腺隐性癌及甲状腺多中心性癌？

甲状腺微小癌指甲状腺癌原发病灶的最大直径不超过1.0cm的小病变。

甲状腺隐性癌指在临床查体时无法被发现，通常是因为出现了颈部淋巴结转移后才被发现的癌症。这种类型的癌症大多数是微小癌，其中主要是乳头状癌，也有少数是滤泡状癌或髓样癌。隐性癌和微小癌的治疗方法通常根据它们所属的具体类型的甲状腺癌来确定。

甲状腺多中心性癌指甲状腺内存在多个癌灶，但一般来说，这并不会对患者的预后产生很大的影响。

141. 甲状腺的手术复杂吗？

甲状腺位于颈前下方软组织内，周围有神经、血管等重要组织，毗邻关系也比较复杂。在甲状腺原发灶切除和颈部淋巴结清扫的手术中会遇到：颈前静脉、颈外浅静脉、斜方肌、胸锁乳突肌、副神经、甲状腺、咽喉、气管、食管、颈总动脉、颈内静脉、迷走神经、甲状旁腺、舌骨下诸肌、舌下神经、甲状腺上动脉、甲状腺下动脉，左侧颈静脉角有胸导管，右侧有淋巴导管、喉返神经、喉上神经、膈神经、各颈神经前根及交感神经干。因此，甲状腺手术时间不长，但操作空间小，重要的组织器官、重要的血管神经密集，手术较为复杂。

142. 甲状腺手术后并发症与哪些因素有关？

由于甲状腺周围组织器官解剖关系复杂，先天性变异较多，且甲状腺血液循环丰富、周围的神经纤细而脆弱，术中易发生出血、扭伤而导致并发症的发生。有些并发症是术者对甲状腺周围解剖关系或变异认识不充分造成的。但有些并发症的发生却较难避免。甲状旁腺的位置不固定，加上体积小，大小、形状与周围淋巴结、脂肪难以区分，且紧贴甲状腺，因此误切机会较多。甲状旁腺位居于甲状腺实质内的比例超过10%，这就难免在手术切除病变甲状腺时将甲状旁腺一并切除。

143. 如果出现术后并发症，患者和家属应该怎么办？

虽然外科技术已日臻完善，大多数患者手术后都可顺利康复，但仍有少数患者会发生各种并发症。总体上可将术后并发症分为两大类：一类为一般性并发症，即各专科手术后共同的并发症，如切口感染、出血和肺炎等；另一类为各特定手术的特殊并发症，如胃切除后的倾倒综合征、肺叶切除术后的支气管胸膜瘘等。

并发症是指某一种疾病在发生发展过程、治疗和护理过程中，发生了与这种疾病有关的另一种或几种疾病。《医疗事故处理办法》中规定的"难以避免的并发症"是指诊疗护理过程中，由于一种疾病合并发生另一种疾病，而后一种疾病的发生是医务人员难以预料和防范的。这说明，一种疾病并发另一种疾病所导致的不良后果，并非由于医务人员的诊疗护理过失所致，因此不属于医疗事故。目前，我国法律对医疗损害的归责采用过错责任原则，即医疗机构及其医务人员只有在对医疗损害的发生存在医疗过错的情况下才承担民事责任，无过错即无责任。因此，出现并发症后家属应注意以下4点。

（1）对手术前签订的知情同意书要充分了解，因为这时医生对术后并发症会详细告知，患者和家属有了思想准备，出现并发症时就不会太意外和突然。

（2）向医生了解并发症的严重程度，做好物质上、心理上等各个方面的准备，并积极配合医生的治疗。

（3）相信医生，因为出现并发症后医生也会着急并积极处理，需要得到家属和患者的信任和理解。

（4）稳定情绪，不要对医护人员产生埋怨的情绪，因为并发症的处理仍然需要医护人员的努力，对需要外请会诊医生会诊的要积极配合。

144. 为什么有的患者术后需要再次返回手术室处理？

甲状腺手术后血肿是患者术后重返手术室的主要原因。

术后血肿的危险是血肿会压迫气管引起窒息，严重者可直接危及生命。一般发生在术后24～48小时内，多发生在24小时内。甲状腺术后血肿原因可能是出血或引流管堵塞，引流不畅。术后血肿根据不同情况应采取不同的处理方式：①皮下出血。只是皮下淤血，无压迫症状，一般出血能自行停止，不必特殊处理，但需密切观察。②已产生压迫症状时，通常由深部血管的持续性出血造成，应果断将患者送入手术室，迅速打开切口，清除积血，解除压迫，冲洗切口。③对于颈部肿胀明显、压迫症状严重，患者出现严重的呼吸困难、全身缺氧表现明显、来不及送入手术室者，可就地快速打开切口清除积血，解除呼吸道梗阻。如喉头水肿明显，呼吸困难不缓解时，应及时气管切开。

甲状腺术后血肿经妥善处理后，一般病情均会转为平安。

145. 为什么甲状腺癌患者手术后床旁要备气管切开包？

甲状腺患者术后呼吸道梗阻是最危险、最紧急的并发症。多发生在术后48小时以内。血肿压迫喉及气管、双侧喉返神经损伤使声带麻痹阻塞呼吸道、喉头水肿、气管软化、喉痉挛、气管痉挛、颈部软组织异常肿胀、痰液阻塞等均可引起呼吸道梗阻，轻者感觉憋气、气促或呼吸困难，出现鼻翼扇动。严重者呼吸困难明显，四肢远端青紫，缺氧明显；更严重者可发生窒息，病情十分危急，如不及时抢救，将危及生命。

为了紧急情况下能够快速有效地解除呼吸道梗阻，医生会在高危患者的床旁备好气管切开包。一旦发生呼吸道梗阻，医生可以随时进行气管切开，确保患者及时得到必要的呼吸支持。

146. 为什么有的甲状腺癌患者需要做气管切开？

有些甲状腺癌患者需要做气管切开是因为手术涉及甲状腺包绕喉和气管，或者肿瘤累及了喉返神经。这两种情况可能导致手术后患者出现呼吸困难的风险增加。为了预防这种情况，医生可能会在手术前告知患者，手术过程中或术后可能需要进行气管切开。气管切开的目的是确保患者在手术后能够正常呼吸，避免出现呼吸困难或窒息，从而保障患者的生命安全。

147. 气管切开和气管造瘘可以关闭吗？需要多长时间？

甲状腺癌患者术后气管切开或气管造瘘，病情稳定后可以考虑关闭。通常的做法是进行气管套管的堵管训练。这包括连续堵住气管套管48小时，观察患者是否出现呼吸困难，以及在进食时是否有呛咳等情况。如果在这个过程中患者没有出现明显问题，可以考虑拔除气管套管，实现气管切开或造瘘的关闭。这一过程旨在确保患者的呼吸和进食功能已经充分恢复，可以安全地关闭气管切开或造瘘。

148. 为什么有的甲状腺癌患者手术后要放置鼻饲管？多长时间可以拔除？

甲状腺手术中涉及食管时，为了防止食物污染手术后的食管切口，医生通常会放置鼻饲管。这是因为巨大的甲状腺肿瘤可能包绕或紧密粘连于食管，或者晚期甲状腺癌可能已经侵犯了食管。在手术中，为了切除肿瘤，可能需要切除部分食管肌肉，然后进行缝合修复。鼻饲管的作用是在术后一段时间内，通过鼻腔直接输入营养物质，避免口腔食物引起感染。

医生会根据食管切除的范围和程度来决定何时拔除鼻饲管。一般来说，一旦手术区域愈合良好，患者能够通过口腔正常进食，医生就会考虑拔除鼻饲管。这个过程的时间会因患者个体差异和手术情况而异，医生会根据具体情况制订拔管计划。

149. 为什么有的甲状腺癌患者手术后进食呛咳？

甲状腺癌手术后患者进食呛咳主要是由于手术影响了喉上神经和喉返神经的功能所致。喉上神经有感觉和运动两个分支，感觉分支分布在喉黏膜上，而运动分支分布在环甲肌上。在手术中，结扎甲状腺上动脉或分离甲状腺时，可能会刺激或损伤这个神经。喉上神经的位置和粗细因人而异，有时在手术中找到并保护它并不容易。当肿瘤位于甲状腺上部时，更难找到并可能需要切断。喉上神经损伤后，患者在进食时可能会出现呛咳的情况。

通常情况下，这种呛咳是暂时的，不需要特殊治疗。通过一些锻炼和适应，患者通常会在数天内逐渐恢复，呛咳的症状减轻。

150. 为什么有的甲状腺癌患者手术后高音唱不上去？

甲状腺癌患者手术后高音唱不上去可能与喉上神经或喉周围肌肉的损伤有关。喉上神经外支负责支配环甲肌的运动神经，而环甲肌的活动与声音的质量有关。在处理甲状腺上部时，很容易损伤到喉上神经外支。由于环甲肌失去功能，声带内收作用减弱，喉部肌内的紧张度降低，从而导致声音质量发生变化。

这种情况下，患者可能会感觉声音变得更粗、更弱，音调下降，发音容易疲劳。虽然一般不出现嘶哑，但讲话频率范围可能变窄，声带振动失去同步性。喉镜检查可以观察到伤侧声带相比健侧声带更为松弛并呈波纹状。这种损伤可能会导致患者在高音区域的歌唱能力下降。

151. 为什么有的甲状腺癌患者手术后出现声音嘶哑？

甲状腺癌手术后声音嘶哑主要与手术中刺激或损伤喉返神经有关。喉返神经是负责控制声带运动的神经，它在甲状腺的内后方走行。在大多数情况下，喉返神经的位置相对稳定，手术时不容易受到影响。然而，当喉返神经受到肿瘤侵犯时，术中为保证完整切除肿瘤可能需要切断喉返神经。

另外，少数患者在麻醉过程中可能出现环杓关节脱位，这也是术后声音嘶哑的原因之一。及时发现并通过环杓关节复位可以迅速恢复声音。

在手术中，外科医生会重视喉返神经的解剖并采取保护措施，以降低损伤的风险。如果术后出现声音嘶哑，医生会评估损伤的程度并采取相应的治疗。

152. 甲状腺癌患者手术后声音嘶哑能恢复吗？

甲状腺癌患者术后声音嘶哑的恢复与喉返神经的损伤程度有关。喉返神经损伤可分为暂时性和永久性两种情况。

（1）暂时性损伤：有些患者术后声音嘶哑是因为手术中喉返神经受到一定程度的挫伤或压迫，这类损伤通常是暂时性的。在手术后的3～6个月内，喉返神经往往可以逐渐恢复功能，患者的声音也有望逐渐恢复正常。

（2）永久性损伤：如果喉返神经在手术中被切断或结扎，这将导致永久性的损伤。在这种情况下，喉返神经术后通常不能自行恢复功

三、治疗篇

能。对于切断的情况，医生可能会采取神经吻合术，即重新连接神经的两端，以提高功能恢复的机会。

总体而言，声音嘶哑的恢复取决于喉返神经损伤的具体情况，医生会根据患者的病情制订相应的治疗计划。及时的医学干预和康复措施有助于提高声音嘶哑的恢复机会。

153. 甲状腺癌患者手术后为什么会嗓子疼？

甲状腺癌患者手术后嗓子疼通常与手术过程中使用全麻气管插管有关。在手术时，医生需要插入一根硅胶管通过口腔和咽喉进入气管，以维持患者的呼吸。这个过程可能对咽部产生一定的刺激和损伤，导致术后嗓子感到疼痛。

此外，甲状腺手术还可能对吞咽相关的肌肉和器官造成一些刺激，包括咽缩肌、气管和食管。因此，一些患者在手术后可能经历吞咽疼痛的感觉。这种疼痛通常是暂时的，一般无须特殊处理，患者会在数天内逐渐感到好转。

总体而言，这些不适应是手术过程中产生的正常生理反应，而随着术后康复，患者通常能够逐渐减轻这些不适感。

154. 为什么有的甲状腺癌患者手术后出现手脚麻木？

甲状腺癌患者手术后出现手脚麻木主要与手术中甲状旁腺受损有关。甲状旁腺负责体内钙磷代谢，甲状旁腺损伤会引起低钙和手脚麻木。以下4种原因容易导致甲状旁腺在手术中受损：①除上甲状旁腺位置较恒定外，下甲状旁腺位置变化较大，不易寻找；②甲状旁腺非常小，直径仅2～3mm，外观上易与淋巴结和脂肪颗粒混淆，手术中很难发现；③甲状旁腺血液供应纤细，即使发现也无法保证完全不伤及甲状旁腺的血供；④甲状腺癌或转移的淋巴结会向外侵犯，有时会累及甲状旁腺。

155. 甲状腺癌患者手术后出现的甲状旁腺功能减退会缓解吗？

甲状腺癌患者手术后出现的甲状旁腺功能减退通常是暂时性的。这种症状一般在术后2～3天逐渐显现，有时可能更快或更慢一些，具体情况因人而异。

甲状腺手术引起甲状旁腺功能减退的原因主要有3个：一是甲状旁腺被切除；二是甲状旁腺血液循环受到障碍，影响了甲状旁腺的分泌；三是甲状旁腺受到了严重挫伤。

一般情况下，除非甲状旁腺被误切，其他原因引起的甲状旁腺功能减退和低钙血症都是暂时的。一旦甲状旁腺功能得以恢复，症状就会逐渐缓解，患者的病情也会自行痊愈。因此，及时治疗和康复措施可以促使甲状旁腺功能的迅速恢复。

156. 如何治疗甲状腺癌患者手术后出现的甲状旁腺功能减退？

治疗方法主要有以下2种。

（1）饮食疗法：甲状旁腺功能减退的患者，应给予高钙、低磷饮食如大米、水果、豆制品、海菜等，避免食用含磷较高的食物，如牛奶、乳制品、肉类、蛋类、花生米、核桃等。

（2）药物治疗：在发作期，最有效的措施是立即静注钙剂。症状轻微时可口服钙剂和骨化三醇，骨化三醇能够促进钙自肠道的吸收，提高血钙浓度。

157. 为什么有时颈部引流管可引出乳白色液体？

三、治疗篇

颈部引流管引出乳白色液体的原因是颈淋巴结清扫术后可能发生了乳糜漏[1]。这通常发生在甲状腺手术中，尤其是在侧颈淋巴结清扫时。乳糜漏是一种手术并发症，它意味着胸导管或右淋巴干在手术中受到了伤害，导致乳糜液体渗漏到引流管中。

右颈淋巴干主要负责收集右上肢、右头颈部的淋巴液，而左侧胸导管则主要负责收集腹腔、盆腔脏器以及左上肢、左头颈部的淋巴液。因为左侧引流淋巴液的量通常明显多于右侧，所以左侧乳糜漏更为常见。

乳糜漏的表现是引流液呈乳白色，这是因为其中含有淋巴液中的乳糜，即脂肪颗粒。虽然这是一种罕见的并发症，但一旦发生，医生通常会采取适当的治疗措施，包括监测乳糜漏的程度、维持患者的水电解质平衡，并在必要时进行手术修复。

158. 手术后患者出现乳糜漏该如何处理？

手术后患者出现乳糜漏时的处理取决于漏液的量。如果是小的淋

1　乳糜漏：颈清扫术后颈部负压引流量增多，颜色表现为乳白色液体。主要是颈段胸导管或右淋巴管破裂所致，以左侧多见。

巴管损伤，引出的淋巴液相对较少，通过充分引流通常可以自行愈合，无须进行特殊处理。但如果是淋巴管主干受损，导致漏液较多，且血浆中大量蛋白质丧失，对身体影响较大，就需要考虑进行手术处理了。

一般情况下，患者可以通过适当补充液体来维持水电解质平衡，同时需要适量补充蛋白质和维生素。通过充分引流、局部包扎并在需要时使用抗生素，漏液量通常能够逐渐减少，并最终自行愈合。如果经过一段时间的保守治疗后，液体量没有显著减少，且时间超过数周到数月仍未好转，可能需要考虑再次手术，以便进行彻底的结扎修复。

159. 为什么颈淋巴结清扫术后患者会感觉耳垂、脖子麻木，肩膀酸痛、发沉？

侧颈淋巴结清扫术会对颈部的第2、第3、第4颈神经丛造成损伤，这些神经负责颈部、耳垂、上胸部和肩部的皮肤感觉。所以，术后患者可能会感觉耳垂和脖子处于麻木状态，同时肩膀可能会感到酸痛和发沉。这种感觉通常是暂时的，随着术后康复，神经功能可能逐渐恢复，相关的不适感也会减轻，但和手术前相比还是会有一定程度的不适。

160. 为什么颈淋巴结清扫术后患者会出现脸肿？

颈淋巴结清扫术后，因为手术中切除了颈部的淋巴脂肪组织以及多数颈部的微小血管，可能导致颈面部的血液和淋巴液回流受到一定的障碍，液体在颈面部积聚，引起了颈面部的肿胀。这种肿胀通常是暂时的，随着术后康复，颈部淋巴引流和血液回流逐渐重建，颈面部的肿胀也会逐渐减轻。

161. 为什么颈淋巴结清扫术后患者会出现抬肩困难，如何纠正？

侧颈淋巴结清扫术中需要解剖出副神经，这个神经负责支配斜方肌的运动。斜方肌的主要功能是抬肩，当副神经受损后，就会导致患者抬肩困难，例如梳头时可能感到不便。为了纠正这个问题，术后的康复过程中可以进行手臂爬墙练习，这有助于有效地训练和加强肩部的运动，帮助恢复抬肩功能。

162. 为什么做了颈淋巴结清扫术后颈部还会有淋巴结？

颈淋巴结清扫术并不是要将颈部所有的淋巴结都清除，而是清除甲状腺癌最容易发生转移的区域的淋巴结。因此，即使进行了颈淋巴结清扫术，术后的检查中仍然有可能发现颈部存在一些淋巴结。

163. 为什么甲状腺癌手术后有的患者会出现进食阻挡感？

甲状腺癌手术可能会对负责吞咽的咽缩肌造成刺激，同时可能影响气管和食管。因此，一些患者在术后一段时间内可能会感到吞咽时有疼痛感。随着时间的推移，参与吞咽的肌肉逐渐修复，但在这个过程中，有些患者可能会感到进食时有阻挡感，即食物通过喉咙时感觉受到一些阻碍或不适。这是术后正常的生理反应，随着康复，这种感觉通常会逐渐减轻。

164. 术后切口疼痛怎么办？

术后切口疼痛是很多患者担心的问题，但实际上，这是正常的生理反应。疼痛的强度与切口的大小、手术部位以及患者的焦虑情绪有关。焦虑情绪越高，人体对疼痛的感受就越强烈。医学的进步使得我们能够有效地减轻术后的疼痛。一种方法是在手术后使用镇痛泵，通过静脉或硬膜外腔向患者持续注入镇痛药物，这有助于平稳、持续地减轻疼痛感。另一种方法是在疼痛加重时，通过肌内注射或静脉注射镇痛药物，这样可以迅速缓解疼痛，但效果持续时间较短，通常为2～4小时。

通常情况下，手术后的疼痛在48小时内最为显著，然后逐渐减轻。常用的镇痛药物有一些副作用，比如可能导致头晕、恶心等不适感，但短期使用一般不会引起依赖性。总的来说，医生会根据患者的情况选择合适的镇痛方法，确保患者在康复过程中不受过多的疼痛困扰。

165. 术后疼痛对患者有什么影响？

术后疼痛可引起患者心率增快、血压升高等症状；患者还可因疼痛无法或不敢用力地咳嗽，进而导致肺部并发症；疼痛导致的胃肠蠕动减少会使胃肠功能恢复延迟；疼痛造成的肌张力增加、肌肉痉挛、限制机体活动等会促使深静脉血栓的形成；疼痛还可导致失眠、焦虑、恐惧等情绪障碍。手术后疼痛控制不佳是发展为慢性疼痛的危险因素。

166. 有哪些常用的术后镇痛方法?

常用的术后镇痛方法之一是使用术后自控镇痛泵。这种方法通过不同的给药途径,帮助患者自主控制镇痛药物的使用,以减轻术后疼痛。术后自控镇痛泵有3种主要的给药途径:①经过静脉途径。泵通过通道接在静脉内,给予患者镇痛药。②经过硬膜外途径。泵通过通道接在硬膜外腔,使药物进入硬膜外腔进行镇痛。③经过皮下或神经根途径。泵通过通道接在皮下或神经根位置,给药以实现局部镇痛效果。

这种方法的优势在于患者可以根据自身感觉,通过泵自动给药,无须频繁求助医护人员。有些患者还可以使用手控开关,根据需要自主按压手控开关增加镇痛药物的剂量。术后自控镇痛泵的使用更容易维持最低有效的镇痛药浓度,帮助患者在术后的任何时刻、不同疼痛强度下都能够获得最佳的镇痛效果。

167. 术后患者躁动怎么办?

术后患者出现躁动可能是由于多种原因,比如手术使用的药物残留、手术引起的疼痛刺激、导尿管的不适感或者术前紧张焦虑等。如果患者感到情绪波动、躁动不安,家属和医务人员可以采取以下措施:①适当固定体位。为了防止患者跌落或碰伤,可以帮助患者固定在床上,确保安全。②安抚患者。家属可以尽量安抚患者,提供情绪上的支持。可以使用轻柔的语言，亲切的态度，或者给予一些简单的安慰，以缓解患者的情绪波动。③观察异常情况。家属和医护人员需要密切观察患者的行为和反应，及时发现异常情况。④汇报医务人员。如果患者的躁动情况较为严重或持续，应及时向医生或护士报告，以便他们采取进一步的措施。⑤陪伴患者。由家属或护工陪伴在患者身边，直到患者完全清醒，并确保在这个过程中患者的安全。

通过以上措施，可以更好地处理术后患者的躁动情况，提供他们所需的支持和关怀。

168. 术后恶心、呕吐与麻醉有关吗？

术后恶心、呕吐与麻醉有关。手术中，医生会使用各种麻醉药物来确保患者在手术过程中不感到疼痛。然而，这些麻醉药物可能对术后的恶心和呕吐产生影响。为了减少术后恶心和呕吐的发生率，医生可能会在手术中预防性地使用一些镇吐药物。这些药物有助于减轻患者在术后的不适感，提高手术后的舒适度。

169. 如何帮助患者术后尽快康复？

近年来，欧美一些国家极力推广一种称为快速康复外科的理念，患者住院时间明显缩短，术后康复速度明显提升，许多疾病的临床治疗模式发生了很大的变化。

快速康复外科的概念是指在术前、术中及术后应用各种已证实有效的方法减少手术应激反应及并发症，加速患者术后的康复。许多措施已在临床应用，如围手术期营养支持、重视供氧、不常规应用胃肠减压、早期进食、应用生长激素、微创手术等。快速康复外科一般包括以下几个重要内容：①术前患者教育；②更好的麻醉、镇痛及外科技术以减少手术应激反应、疼痛及不适反应；③强调术后康复治疗，包括早期下床活动及早期肠内营养。重点在于鼓励患者尽快恢复正常饮食及早下床活动。术后患者不应该长期卧床休息，因为这将增加肌肉丢失、降低肌肉强度、损害肺功能及组织氧化能力、加重静脉淤滞甚至导致形成血栓。

170. 家属在癌症患者术后护理中可以帮助做些什么？

为了减轻和消除手术给患者身心带来的创伤，使患者尽快恢复正常生活及工作，护理过程往往需要患者家属、亲友的配合及参与才能获得更好的效果，在以下方面患者家属都能积极发挥作用。

（1）心理护理：积极安慰和鼓励患者，认真倾听患者的倾诉，并给予支持和理解。帮助患者分散注意力，使患者放松情绪，如帮助患者按摩、锻炼、听音乐等。保持环境的整洁舒适，并始终陪伴在患者身旁。严格遵从医嘱，对有疑虑的患者给予心理疏导，讲解治疗的重要性。

（2）手术切口的护理：保持局部的清洁和卫生，避免切口感染，切口拆线前尽量避免碰撞、挤压。发现切口有感染、化脓、流血等情况时应请医护人员处理。

（3）各种引流管的护理：要注意引流管是否通畅，观察其引流量、引流液的颜色与性质。在患者翻身或下床活动时则应固定好引流管，防治其脱落。

（4）饮食护理：术后饮食应严格遵守医务人员的嘱咐。消化道术后等胃肠道功能恢复后，饮食初起应为流质饮食、半流质饮食，如牛奶、稀饭、藕粉、红枣粥、肉汤等，继而是易吞食、易消化、营养丰富的软食，如面包、馄饨、面条等，配以肉、鱼、蛋、豆制品、蔬菜、水果等，对部分虚弱或胃肠功能不足的患者应采用少量多餐的方式。部分患者可根据需要给予要素饮食[1]。

（5）早期活动：术后活动可以分床上活动和离床活动两种。床上活动主要是为患者翻身、拍背、按摩腿部或进行上下肢活动。为带有输液管或其他导管的患者翻身时，应保护导管以免脱落，翻身后检查各导管是否扭曲、折叠，注意保持管道通畅。尽早离床活动可以增加肺的通气量，有利于气管分泌物的排出，减少肺部并发症；促进血液循环，防止静脉血栓的形成；促进肠蠕动恢复，腹部手术患者减少肠粘连；有利于患者排尿，防止尿潴留。但是，患者担心活动会使疼痛加重，甚至怕切口裂开。因此，应帮助患者消除顾虑，并协助其活动。离床活动应在患者病情稳定后才进行，在护士或陪护家属的协助下，先让患者在床边坐几分钟，无头晕不适者，可扶着患者沿床沿走几步，患者情况良好时，可进一步在室内慢慢走动，最后再酌情外出散步。

171. 手术后患者该如何配合，利于身体的恢复？

癌症和其他疾病一样，有相当数量的患者是可以治愈的。对癌症不要过分恐惧和悲观，这不但无助于治疗，相反，精神过度紧张和焦虑，寝食不安，会降低机体的抵抗力，对术后恢复不利。既然手术已

---

1 要素饮食：一种化学精制食物，含有全部人体所需的易于消化吸收的营养成分，包含游离氨基酸、单糖、主要脂肪酸、维生素、无机盐类和微量元素。主要特点：无须经过消化过程即可直接被肠道吸收和利用，为人体提供热能及营养。

经成功，手术后患者更应放下思想包袱，吃好、睡好，增强自身的抵抗力。

针对癌症的手术通常是需要在全麻下进行，麻醉过程中需要在患者气管内留置一根导管，所以，手术后可能痰液比较多，为防止呼吸道感染，要尽量把痰液排出。

饮食方面也要做到荤素搭配，多补充蛋白质、维生素、矿物质等，使摄入的营养比消耗的多，以提高机体的抗癌能力。如果医生没有提出特别要求，原则上不必忌口，多吃富于营养的食物，如肉、鱼、蛋、豆类、谷类等，尤其要多吃新鲜蔬菜和水果，因其中含有丰富的维生素C，对抗癌有一定的作用。不要吸烟，不要喝酒，不吃酸、辣等刺激性的食物，不吃过冷或过热的食物。

由于治疗癌症的手术常是切除或部分切除了某脏器，生理功能损伤往往较大，因此，恢复时间可能会较长。切口愈合后，应适当进行锻炼，原则是量力而行，循序渐进，持之以恒。

172. 为什么手术后患者会出现发热？

手术后患者出现发热通常是身体对手术创伤的正常反应。这种发热在手术后3～5天内出现，体温一般在38℃左右。这是因为手术引起了机体的炎症反应，免疫系统被激活，产生了一系列应对创伤的生理变化。一般来说，这种轻度到中度的发热是正常的，不需要过分担心。如果患者感觉不适或体温超过38℃，可以采取一些物理降温方法，比如温水擦浴、酒精擦浴或冰袋冷敷。

在手术后的3～5天内，体温会逐渐回归正常。然而，如果体温持续高于38℃，或者在手术后3～5天体温本已恢复正常后再次升高，可能是因为发生了切口感染或其他并发症。这时候医生会进行详细的检查，找出发热的原因，并采取相应的治疗措施。

173. 为什么手术后患者要进行早期活动？

由于手术创伤的打击，精神和体力的消耗，加之有的患者也害怕起床活动会影响切口愈合，一般患者手术后都愿意静卧休息。其实，早期活动可使患者机体各系统功能保持良好的状态，预防并发症的发生，促进术后身体的康复，那么早期活动有什么好处呢？

早期活动可以增加患者的肺活量，促进呼吸和肺扩张，可减少肺炎、肺不张的发生；促进血液循环，防止下肢静脉血栓形成；避免因肢体肌肉不活动而导致的肌肉萎缩；促进胃肠蠕动和排气，减轻腹胀和便秘；促进膀胱功能恢复，避免排尿困难；活动还可以增进患者食欲，有利于身体康复。

具体流程可参照以下：手术后当天，患者即可在床上进行深呼吸、四肢屈伸活动，及在他人协助下翻身，次日可在协助下床边扶坐，无不适可扶床站立，室内缓步行走。活动时要掌握循序渐进、劳逸结合的原则，逐渐增加活动范围和活动量。避免没有准备突然站立。感觉头晕、心悸、出虚汗、极度倦怠时应及时休息，不可勉强活动。

174. 什么是下肢静脉血栓？

血液在腿部静脉内不正常凝结、阻塞管腔，导致静脉回流障碍就是下肢静脉血栓。有时甲状腺癌手术时间长或患者自身患有糖尿病、心血管疾病，已有血管的损伤，加上术后患者需卧床，影响腿部静脉血回流心脏等，这些都是造成甲状腺癌手术后发生下肢静脉血栓的原因。另外，还有一些原因容易导致下肢静脉血栓的形成，如恶性肿瘤、肥胖、血栓史、下肢静脉曲张、年龄、留置中心静脉导管等。

175. 下肢静脉血栓有什么危害？

发生下肢静脉血栓后，除了影响血流，还可能导致肺栓塞等其他严重的并发症。因此，在术后，医生通常会采取预防措施，如使用抗凝药物、进行适当的运动，以降低下肢静脉血栓的发生风险。

176. 如何预防下肢静脉血栓？

目前，预防下肢静脉血栓的方法包括机械性预防和药物预防。机械性预防包括按摩下肢、穿弹力袜、使用间歇性压力泵等，主要是通过促进下肢血液循环来预防下肢静脉血栓；药物预防是通过应用一些抗凝的药物来预防下肢静脉血栓，如注射低分子量肝素。医护人员会根据患者发生静脉血栓的可能原因来决定采取哪些预防方法。

177. 如何正确有效地穿弹力袜？

穿弹力袜的正确方法很重要，它能有效预防术后下肢深静脉血栓。以下是穿戴弹力袜的正确步骤：①选择合适尺寸。护士会根据患者的体型选择合适尺寸的袜子。弹力袜有腿长型和膝长型两种，根据患者的活动情况选择适合的类型。②穿戴时间。弹力袜通常在手术当天早晨穿戴，然后送患者去手术室。或者手术后回到病房，立即为患者穿上。每天可以脱下两次，建议早晚各一次，每次脱袜时间不超过30分钟。③穿戴姿势。早上起床前，患者可以躺在床上穿袜子。如果已经起床，可以重新卧床，抬高下肢10分钟，使静脉血排空后再穿。确保穿好的弹力袜平整无皱折。④定期检查。每天检查袜子，确保其没有皱褶、滑落。经常检查有助于避免影响弹力袜的效果，防止血栓的发生。

正确穿戴和保养弹力袜是确保其抗血栓功效的关键。按照上述步骤，可以帮助患者更好地利用弹力袜来预防下肢深静脉血栓。

178. 出院后还需要继续穿弹力袜吗?

建议有条件的患者出院后继续穿弹力袜，一般需要穿到术后3个月，以预防下肢静脉血栓的发生。如果护士给患者发了腿长型和膝长型两双弹力袜，那么，当患者每天下床活动时间大于4小时，可由原来腿长型变为膝长型弹力袜。

179. 弹力袜如何保养?

弹力袜需保持清洁，应用温水、中性皂液手洗，不要用力过猛，避免损害特殊弹性纤维，请勿使用漂白剂、热水或洗衣机清洗、脱水，清洗后吊挂或平铺阴干，避免阳光暴晒损伤袜子。请勤剪指/趾甲，在干燥的季节要预防脚后跟皮肤皲裂，特别注意在穿或脱弹力袜时，避免刮伤弹力袜。此外还要经常检查鞋内是否平整，防止杂物造成弹力袜不必要的磨损。

180. 下肢静脉血栓会有哪些表现？

下肢静脉血栓可能表现为以下症状：①肿胀。血栓形成的一侧下肢可能会有不同程度的水肿。有时水肿并不明显，需要用卷尺进行测量才能察觉。②疼痛或压痛。当压迫血栓形成的部位时，患者可能感到疼痛。这种疼痛通常是一种沉重或胀痛的感觉。③静脉曲张。由于静脉血流受到阻碍，可能导致浅静脉曲张。这一症状通常在血栓形成后的1～2周内出现。④需要注意的是，并非所有患者在出现下肢静脉血栓时都会有明显和典型的症状。症状的表现也可能因血栓形成的具体部位而异。如果患者出现了上述症状，建议尽快就医进行评估和治疗。

181. 甲状腺癌患者手术后多久可以进食？

甲状腺癌患者术后根据恢复情况决定进食时间。一般无明显恶心、呕吐等不适，术后第一天上午就可以开始进食了。术后可以吃一些软和、清淡的食物，如粥、米汤、鸡蛋羹等。

182. 甲状腺术后近期饮食有哪些注意事项？

甲状腺术后近期饮食需要注意以下3点。

（1）保证饮食的多样性：饮食要多样化，包含高营养价值的食物，特别是富含优质动物蛋白质[1]的食物。此外，要补充微量元素，尤

1　优质动物蛋白质：动物性食物中含有优质蛋白质、铁、锌、维生素B_2等，但缺乏维生素C，钙的含量也少。

其是锌和钾，对于切口愈合很有帮助。注意补充各种维生素和纤维素，它们有助于增强抗感染能力和促进切口愈合。避免摄入过多的猪油、动物内脏、肥肉以及含胆固醇较高的海鱼，也要避免烟、酒和浓茶。

（2）根据手术类型和患者病情选择食物：不同的手术类型需要在饮食选择上有所侧重。手术后的饮食宜清淡、细腻，有利于胃肠道功能的重建和恢复。应避免摄入过多的粗纤维食物，尤其是动物蛋白粗纤维和植物粗纤维，要选择熟软、嫩、少渣的食物。不要刺激患者的食欲，避免摄入辛辣、富含脂肪或煎炸的食物。

（3）根据术后时间选择食物：对于甲状腺癌手术涉及食管的情况，经医生确认可以恢复经口进食后，饮食需要分阶段进行。首先是流食，包括米汤、藕粉、果汁、蛋花汤等；然后是半流食阶段，例如粥；最后是软食或普通饭，根据患者的病情逐渐过渡。

183. 什么是清流质饮食、流质饮食、半流质饮食和软质饮食?

清流食、流食、半流食和软食是饮食的不同阶段，适用于手术后患者根据康复程度逐渐过渡的食物类型。

（1）清流质饮食：这是一种相对严格的流质饮食，包括水、米汤、稀藕粉、果汁等。这些食物在口感上更加清淡，易于消化。

（2）流质饮食：流食是指食物呈液体状态，包括稠米汤、牛奶、菜汁、豆浆、清鸡汤、清肉汤等。这些食物相比清流质饮食稍为浓稠，但仍然是液体状，有利于患者逐渐适应口腔摄入食物。

（3）半流质饮食：这是一种介于流质和固体之间的半流质状态，

含有较少的纤维素，容易咀嚼和消化。典型的食物包括粥、面条、蒸鸡蛋羹、豆腐脑等。这些食物更加丰富营养，有助于逐渐增加患者的饮食种类。

（4）软质饮食：软质饮食指的是食物的质地软，粗硬纤维含量较少，容易咀嚼和消化。典型的食物包括软米饭、馒头、包子、面条和各种粥类。在这个阶段，肉类应该剁碎，蔬菜也要切细，以减轻咀嚼和消化的难度。蛋类可以用炒、煮和蒸等方法处理，水果也要去皮，而柔软的水果如香蕉、橘子、猕猴桃等是可以食用的。这个阶段的食物更加接近正常饮食，有助于患者逐渐过渡到正常饮食。

184. 患者术后不能吃饭会影响切口愈合吗？

有人担心癌症患者许多天不能进食会影响切口愈合，实际上影响切口愈合的因素有很多，包括年龄（特别是老年人，愈合速度会慢）；切口存在感染或污染；患者合并贫血；营养状况（营养不良或肥胖，缺乏维生素A或维生素C，缺乏微量元素锌、铁或铜）；合并其他疾病（如肝硬化、血管性疾病、糖尿病、慢性肺病、尿毒症等）；药物史（特别是类固醇类和激素类药物）；放射线及化疗史；缝合方法、引流、异物等；饮食调养情况（烟、酒、辛辣饮食）等。

185. 甲状腺手术后几天能拆线？拆线后几天可以洗澡？

颈部切口手术后一般5～7天即可拆线。目前在许多医院，甲状腺切口多为可吸收缝线，术后已经无须拆线。关于何时可以洗澡，有两个主要考虑因素。首先要观察切口的愈合情况。如果切口没有红肿、疼痛、化脓等症状，一般在拆线后的3～7天就可以洗澡了。在洗澡时，需要注意避免大力揉搓切口周围，以免撕裂切口。此外，不要让切口浸泡在水中时间过长，因为新长出的皮肤较薄，长时间浸泡容易引发感染。

其次需要考虑患者的身体恢复情况。手术后患者的体质较弱，长时间的洗澡可能导致虚脱。因此，建议采用淋浴的方式，避免盆洗或泡澡，以减少患者身体的负担。

186. 什么是腔镜甲状腺手术?

随着普通外科腹腔镜的技术发展，2000年来腔镜技术逐步用于甲状腺手术，顾名思义，这种甲状腺手术就称作腔镜甲状腺手术。经过20多年的发展和设备的逐步更新，腔镜甲状腺手术技术逐步完善，对于合适的病例，该方法既能够达到手术切除的效果，同时兼顾了美观需要。但值得注意的是腔镜甲状腺手术仅是手术径路的改变，腔镜甲状腺手术总的手术治疗原则与开放手术相同，手术切除范围也与开放手术一致。目前尚无哪种腔镜手术能够完全取代开放手术。

187. 腔镜甲状腺手术有哪些优点?

腔镜技术的应用缩小和隐蔽了甲状腺手术切口，满足了部分患者对于美观的需求，减轻了部分患者尤其是青年女性患者的心理压力；利用腔镜观察术野可有一定放大效果，利于甲状旁腺以及神经的保护；机器人辅助系统的应用，增加了手术操作的稳定性。

188. 腔镜甲状腺手术如何分类？该怎样选择？

腔镜甲状腺手术依据切口位置可分为：颈前小口腔镜辅助（Miccoli术式）、颈部远处切口腔镜辅助（侧颈切口、耳后切口、颌下切口）和远处切口腔镜辅助（前胸壁锁骨下切口、乳晕联合胸壁及全乳晕切口、经腋下切口、经口内切口）。依据术中手术器械分为：经典腔镜手术和机器人辅助腔镜手术。依据术中是否需要向体内充气分为：充气腔镜手术和免充气腔镜手术。

不同术式各有优缺点，手术具体方式的选择首要考虑的因素是肿瘤根治，其次依据患者自身条件与个人意愿，与手术医师共同商议决定切口位置的选择；由于机器人辅助腔镜手术费用明显增加，因此，选择经典腔镜手术还是机器人辅助腔镜手术需综合考虑卫生经济因素；充气与免充气和手术切口位置相关联，胸壁和乳晕入路多为充气，腋窝入路多为免充气。

189. 哪些患者适合选择腔镜甲状腺手术？

通常情况下腔镜甲状腺手术主要适用于有美容需求的分化型甲状腺癌，肿瘤直径小于2cm，且未侵犯邻近器官，术前检查无明确淋巴结转移的患者。对于腔镜甲状腺水平较高的医院，也可能够为侧颈部淋巴转移不多，且无明显外侵的患者选择性开展腔镜下侧颈淋巴结清扫术。总体而言，腔镜甲状腺手术适合有美容需求的低危分化型甲状腺癌患者，腔镜甲状腺手术治疗原则的顺序：①肿瘤切除的彻底性；②神经等功能保护；③美容需求。

190. 常用的腔镜甲状腺手术切口具体在哪？

目前常用的腔镜甲状腺手术切口选择为：①乳晕联合胸壁或全乳晕切口，切口有3个，前两个切口分别位于左右乳晕上缘，大小约6mm，第3个切口在两乳头连线中点偏右侧，大小约12mm，如果将第3个切口也放在右侧乳晕上，则为全乳晕切口；②经腋窝切口，切口有2个，第1个在腋窝自然皮纹处，大小3.5～4.5cm，第2个切口在同侧腋窝与乳房交界的外侧缘，大小约5mm；③经口内切口，切口有3个，位于下唇与下牙龈间，中间切口大小约12mm，两侧各一个6mm切口。

191. 机器人辅助腔镜甲状腺手术是什么？

利用手术机器人系统辅助进行的腔镜甲状腺手术，其主要突破了腔镜观察和腔镜手术器械的一些限制，相比于经典腔镜手术能够实现10倍放大下的三维手术视野观察，手术机械臂可以自由旋转和过滤手部的颤动，可使手术操作更加稳定、灵活、精准、精细和安全。

192. 喉返神经检测有什么用？

喉返神经检测可以帮助术中寻找喉返神经，预警喉返神经损伤的发生，从而减少喉返神经损伤的机会，特别是对于二次手术，巨大甲状腺肿块，术前已有一侧喉返神经麻痹等情况，可应用喉返神经检测来寻找神经，判断神经功能。

（二）内分泌治疗

193. 什么叫内分泌治疗？

内分泌治疗是一种利用药物或其他手段调节体内内分泌系统的治疗方法。内分泌系统是由各种激素和腺体组成的生理系统，负责调控身体的生长、发育、新陈代谢、免疫系统、性功能等多个方面。内分泌治疗的目的是通过调整激素水平或影响激素受体来治疗疾病或减轻症状。目前，临床上应用较多的激素治疗方案有：①用甲状腺素抑制促甲状腺素的分泌治疗甲状腺癌；②用性激素（包括雌激素、孕激素、雄激素）及抗性激素药物（如他莫昔芬）治疗乳腺癌或前列腺癌。

194. 什么是分化型甲状腺癌患者术后的内分泌治疗？

分化型甲状腺癌是一种甲状腺癌的类型，术后的内分泌治疗主要包括两个方面：替代治疗和抑制治疗。

替代治疗方面，甲状腺手术会切除一部分或全部甲状腺，导致患者的甲状腺功能减退。为了改善这一问题，患者需要补充甲状腺激素，确保血液中的甲状腺激素水平保持在正常范围。

抑制治疗方面，通过术后补充甲状腺激素，使促甲状腺素维持在一个较低的水平，这有助于预防甲状腺癌的复发。

总体来说，分化型甲状腺癌患者术后的内分泌治疗旨在维持正常的甲状腺激素水平，同时通过抑制治疗预防癌症的复发。这是一个终身的过程，需要患者密切配合医生的指导和定期检查。

195. 分化型甲状腺癌患者手术后为何要通过服用甲状腺激素来抑制促甲状腺素的水平？

分化型甲状腺癌患者手术后需要服用甲状腺激素来抑制促甲状腺素（TSH）的水平，以抑制癌细胞的生长和扩散。目前普遍认为，TSH是一种促使甲状腺细胞生长和增生的生长因子，较高的TSH水平和甲状腺癌的复发相关。

甲状腺激素的剂量是根据每个人的身高、体重、活动量和对药物的吸收情况等因素而定的。由于甲状腺激素和垂体TSH之间有一个非常精确的负反馈系统，TSH对甲状腺激素水平的变化非常敏感，因此可以通过测定血清TSH水平来调整甲状腺激素的补充剂量，以保持在适当的水平。这样可以更精确地控制治疗效果，确保患者的甲状腺激素水平处于良好的状态，有助于防止癌症的复发。

196. 有哪些目前常用的甲状腺素制剂？

目前临床上最常见的甲状腺素制剂是左旋甲状腺素，商品名包括优甲乐、雷替斯等。左旋甲状腺素是T4的合成形式，可以在人体内转化为有活性的T3。此外，还有三碘甲状腺原氨酸钠、干燥甲状腺提取物等相对不常见的药物。

干燥甲状腺片和左旋甲状腺素发挥作用缓慢且长效，一般在服药

1周后发挥疗效，2～4周后明显好转，适合作为长期补充用药。

197. 甲状腺激素替代治疗中应注意哪些问题？

在甲状腺激素替代治疗中，需要注意以下几个问题：①小剂量起始。为了避免心绞痛等不良反应，建议一开始使用小剂量。通常情况下，甲状腺功能减退越严重，病程越长，起始剂量就应该越小。后续逐渐增加剂量，每2～4周增加1次，每次增加1/4～1/2片，2～3个月后可以达到维持剂量，直至TSH和T4恢复正常。②每天1次口服。甲状腺激素的血浆半寿期较长，使得药物浓度相对稳定。当剂量和病情稳定后，可以考虑改为每天1次的服用方式。这样更方便，也不容易漏服，疗效与每天3次相同。需要强调的是，甲状腺激素一般需要终身服用。③定期检查TSH。使用超敏的TSH测定可以避免替代剂量过量。维持TSH在正常范围内很重要，因为长期使用过高的剂量可能导致骨质稀疏，特别是对于合并心脏病的患者来说是有害的。对于长期服药的患者，不需要频繁检查甲状腺激素水平，每半年至一年检查一次即可。这有助于确保治疗的安全性和有效性。

198. 切除的是甲状腺右叶，可以服用左旋甲状腺素钠吗？

是的，切除甲状腺右叶后，可以服用左旋甲状腺素钠。这是因为甲状腺分泌的主要激素是左旋甲状腺素。左旋表示该物质分子的结构是左旋的，而不是指甲状腺在身体左侧。

199. 甲状腺素制剂有不良反应吗？

任何药物过量使用都会有相应的不良反应。过量的甲状腺素可能会导致以下不良反应：①过量甲状腺激素症状，包括心悸、失眠、焦虑、体重减轻、多汗等。②心血管系统问题，包括心律紊乱、高血压和心绞痛。③骨骼问题，包括骨密度降低，增加骨折的风险。④肌肉和神经系统问题，可能出现肌肉抽搐、震颤等症状。⑤过敏反应，一些患者可能对甲状腺素制剂中的某些成分产生过敏反应，表现为皮疹、荨麻疹、呼吸急促等。口服甲状腺素需要定期复查，并及时向医生报告。

200. 孕妇能吃甲状腺素制剂吗？

孕妇在特定情况下是可以服用甲状腺素制剂的。例如，对于甲状腺癌术后等需要长期服用甲状腺素的患者，一旦怀孕，应该在妊娠期间坚持服用甲状腺激素制剂。长期使用对人体不会造成不良影响，也不会影响母亲和胎儿的健康。

此外，母亲血液循环中的甲状腺激素不能通过胎盘传递到胎儿，不会对胎儿的健康产生负面影响。甲状腺激素在乳汁中的含量很少，哺乳也不会影响胎儿的健康，母亲哺乳婴儿是安全的。

（三）核 素 治 疗

201. 什么是放射性核素治疗？

放射性核素治疗，通常也被称为核素治疗，是一种利用放射性药物来治疗疾病的方法。在甲状腺癌的情况下，主要采用的是^{131}I核素治疗。

这个治疗方法主要应用在甲状腺癌已经扩散到身体其他部位的患者身上。在进行这个治疗之前，通常患者需要接受甲状腺的全切除手术。为什么呢？因为只有当甲状腺完全被切除后，放射性的^{131}I才能被身体的其他部位吸收，特别是转移灶。这样，药物就能够在转移灶处释放出放射线，从而对这些部位进行治疗，帮助摧毁癌细胞。

202. 放射性核素能治疗肿瘤吗？

放射性核素能够被用于治疗肿瘤。这种治疗方法被称为放射性核素治疗。在这个治疗中，带有射线的放射性药物通过口服或静脉注射等方式进入患者的体内。一旦进入血液，这些放射性药物就会被输送到肿瘤部位。然后，这些药物释放出射线，就像导弹一样，能够精准地瞄准肿瘤细胞、释放射线，最终抑制或者摧毁肿瘤细胞。这样，治疗的焦点就直接放在了肿瘤细胞上，帮助阻止它们的生长，从而达到治疗肿瘤的目的。

203. 放射性核素主要用于哪些肿瘤的治疗？

放射性核素主要用于治疗一些特定类型的肿瘤，其中最早也最广泛应用的是用于甲状腺癌的^{131}I治疗。此外，还有一些其他肿瘤治疗项目，其中效果较好的包括：①骨转移治疗，用放射性核素进行治疗，有助于处理骨转移的情况。②^{131}I-MIBG治疗，这是一种治疗嗜铬细胞瘤的方法，使用了放射性核素。③放射性核素标记的单克隆抗体治疗淋巴瘤，通过将放射性核素标记在单克隆抗体上，可以精准地攻击淋巴瘤。

204. 应用放射性核素治疗安全吗？

应用放射性核素治疗通常是安全的。这是因为放射性核素发射的射线对肿瘤细胞有着很强的杀伤力，能够有效地摧毁病变组织，从而达到治疗的目的。值得注意的是，放射性核素治疗具有很好的靶向性，主要集中在病变部位进行照射。这意味着射线的影响范围在组织中仅能穿行几个毫米，对周围正常组织的影响很小。

205. 晚期癌症患者中骨转移发生率是多少？

晚期癌症患者中骨转移的发生率因癌症类型、患者群体和其他因素而异。骨转移是指癌细胞从原发癌灶转移到骨组织的过程，这在晚期癌症中比较常见。一些研究表明，有30%～40%的晚期癌症患者可能会发生骨转移。许多骨转移者伴有剧烈的骨痛，除了甲状腺癌，晚期肺癌、乳腺癌、前列腺癌等患者骨转移也比较常见。

206. 放射性核素治疗骨转移的效果如何？

放射性核素治疗骨转移是一种通过放射性核素发射的射线，对骨转移灶进行照射的治疗方法。这是一种内照射治疗，主要目的是缓解疼痛、减轻症状、提高患者的生存质量。治疗的原理是通过射线直接照射到骨转移的地方，帮助破坏或抑制那里的癌细胞。这可以有效地减轻患者的疼痛，改善生活质量，有时甚至能够使骨病灶好转或消失，延长患者的生命。对于前列腺癌和乳腺癌骨转移，放射性核素治疗的效果相对较好。

207. 临床上常用什么放射性药物治疗骨转移？

在临床上，用于治疗骨转移的放射性药物主要包括放射性核素和放射性药物。放射性核素包括放射性磷酸盐、放射性锶和放射性铍等，放射性药物包括放射性草酸等。放射性药物的使用通常由医生根据患者的具体情况和疾病类型来决定。这些治疗的目标包括缓解疼痛、控制病变的生长和减少骨转移引起的并发症。

208. 哪些患者适合接受放射性核素治疗？

放射性核素治疗骨转移通常适用于符合以下条件的患者。

（1）确诊的骨转移癌：患者需要经过临床、病理及各种影像检查明确诊断为骨转移的癌症。

（2）核素骨显像显示放射性浓聚[1]：核素骨显像结果应当显示骨转移癌在骨骼中有放射性浓聚，即核素在骨转移区域有集中的表现。

（3）疼痛难以缓解：患者经过药物治疗、放疗或化疗等方式治疗后，骨痛依然无法有效缓解。

（4）血常规指标正常：白细胞计数不低于$3.0×10^9$/L，血小板计数不低于$90×10^9$/L，血红蛋白不低于90g/L，以确保患者的血液状况相对正常。

（5）预计生存期较长：一般来说，患者的预计生存期需要大于3个月，以确保治疗有足够的时间发挥效果。

通过以上条件的综合考虑，医生会判断患者是否适合接受放射性核素治疗。

209. 哪些患者不宜接受放射性核素治疗？

放射性核素治疗并不适合所有患者，以下是一些不宜接受这种治疗的情况。

（1）妊娠及哺乳期的妇女：放射性核素可能对胎儿或哺乳期的婴儿有不良影响，因此在妊娠或哺乳期的妇女一般不考虑接受骨核素治疗。

（2）白细胞计数低于$3.0×10^9$/L：如果患者的白细胞计数过低，说明免疫系统可能处于较弱状态，此时放射性治疗可能增加感染的风险。

（3）血小板计数低于$90×10^9$/L：低血小板计数可能导致凝血功

1 　放射性浓聚：指病变部位摄取放射性药物高于正常组织。

能[1]障碍，接受放射性核素治疗可能增加出血的风险。

（4）严重的肝肾功能不良：如果患者有肝肾功能不良，可能会影响放射性核素的代谢和排泄，增加患者的身体负担，因此在这种情况下不宜进行治疗。

（5）显像未显示放射性浓聚：如果核素骨显像结果未显示骨转移癌在骨骼中有放射性浓聚，说明治疗可能无效，因此不建议进行放射性核素治疗。

医生会根据患者的具体情况进行评估，确保治疗的安全性和有效性。

210. 甲状腺癌患者有淋巴结转移一定要做核素治疗吗？

甲状腺癌患者有淋巴结转移不一定要做核素治疗。甲状腺的核素治疗通常用于治疗远处转移，或是预防高危患者的肿瘤复发，而对甲状腺癌的淋巴结转移疗效不佳，对于病理类型易复发、颈淋巴结广泛转移、淋巴结外侵明显的患者，可考虑核素治疗。

211. 放射性核素治疗骨转移有哪些常见的不良反应？

放射性核素治疗骨转移可能会导致一些不良反应，这些反应的严重程度和发生率可能因个体差异和使用的具体放射性核素而异。以下是一些常见的不良反应。

（1）骨髓抑制：放射性核素可能对骨髓产生不利影响，导致白细

---

1 凝血功能：人的血液有自动凝固的功能，如正常情况下人受到外伤导致出血时，血液会自动凝固而止血。而某些血液病患者，血液中的促进血液凝固的因子发生异常，可出现出血不能自止的情况。

胞、红细胞和血小板的减少。这可能增加感染、贫血和出血的风险。

（2）恶心和呕吐：一些患者在治疗后可能经历轻度的恶心和呕吐。

（3）疲劳：放射性核素治疗后，患者可能感到疲劳和虚弱。

（4）疼痛和不适：一些患者可能在治疗区域经历疼痛或不适感。

（5）口干：可能出现口干的症状。

（6）肾功能受损：部分放射性核素可能对肾脏产生一定的影响，导致肾功能减退。

（7）甲状腺功能异常：治疗中的一些核素可能对甲状腺产生不利影响，导致甲状腺功能异常。

（8）过敏反应：极少数患者可能对放射性核素治疗产生过敏反应。

212. 甲状腺癌肺转移如何治疗？

甲状腺癌如果发生肺转移，治疗的方式会因患者的具体情况而有所不同。

（1）甲状腺全切除：对于乳头状腺癌和滤泡状腺癌患者，如果情况允许，通常会进行甲状腺全切除。这个手术的目的是尽量去除甲状腺组织，以控制原发癌症。

（2）手术切除转移灶：如果条件允许，还会考虑手术切除肺部的转移灶。通过手术去除这些转移病灶可以有效控制病情。

（3）核医学治疗：术后，可以采用^{131}I治疗。这是一种放射性碘的治疗方法，可以在体内靶向癌细胞，取得较好的疗效，甚至可以实现长期治愈。

三、治疗篇

（4）放射治疗：对于分化差的癌和髓样癌，由于其不太吸收碘，不适合采用碘治疗。在这种情况下，可以选择放射治疗。

总体来说，甲状腺癌肺转移的治疗需要结合患者的具体情况，综合运用手术、放射治疗以及核素治疗等方法，以期达到最好的治疗效果，同时提高患者的生存率。

213. 为什么用 ^{131}I 治疗甲状腺癌？

甲状腺是体内一个内分泌器官，它能产生甲状腺激素，而碘是合成甲状腺激素的必需物质。放射性 ^{131}I 是碘的核素，与碘具有相同的化学性质，口服后也能被甲状腺选择性摄取，同时能够发射射线，可以有效消灭肿瘤细胞，达到治疗的目的。

214. 哪些甲状腺癌患者适合接受 ^{131}I 治疗？

并不是所有的甲状腺癌患者都能用 ^{131}I 治疗。分化型甲状腺癌患者的甲状腺癌细胞有的具有正常甲状腺滤泡上皮细胞的功能，能够摄取碘，因此也能够摄取 ^{131}I，这种患者就能够应用 ^{131}I 治疗。

215. 哪些甲状腺癌患者不宜接受 ^{131}I 治疗？

甲状腺癌患者如果具备以下条件之一就不宜接受 ^{131}I 治疗：①甲状腺髓样癌患者；②病灶不摄取碘；③妊娠和哺乳期的妇女；④血常规异常；⑤严重的肝肾功能不良。

216. 为什么有些甲状腺癌患者手术后还需要应用^{131}I治疗?

主要有以下原因：①消除手术后可能留下的剩余甲状腺组织；②去除手术后可能残留的病灶；③治疗可能出现的转移灶；④降低癌症复发的风险；⑤提高患者的生存率，延长生存期。

总的来说，这种治疗能够在手术后清理残余的癌细胞，帮助患者更好地应对癌症，提高治疗效果。

217. ^{131}I治疗有不良反应吗?

^{131}I治疗后少数患者会出现不良反应，但不严重，对症治疗后大部分可能痊愈。治疗后早期少数患者出现恶心、呕吐、口干、唾液腺区的肿胀和疼痛、颈前肿胀、甲状腺区的疼痛以及一些其他消化系统的症状，极少数也会出现白细胞和血小板计数一过性降低，多数情况下都可以随时间缓解。

218. 接受^{131}I治疗后患者有什么注意事项?

接受^{131}I治疗后的患者需要注意的事项是：①由于治疗所用^{131}I的剂量较大，因此患者在服药的前3～5天内应住在隔离病房内，3～5天后可以出院，但不应到公共场所活动，尽量避免接触孕妇和儿童；②在^{131}I治疗后3～6个月进行复查，医生可以根据具体情况决定是否需要重复治疗，或选择其他治疗手段；③育龄患者最好在^{131}I治疗结束1年后才考虑怀孕。

219. 核素治疗会对周围人造成辐射吗?

核素治疗的放射性较强，会对周围人造成辐射。因此，进行核素治疗的患者会被隔离一段时间，待放射性降低后才能解除隔离，与他人接触。

220. 核素治疗期间为什么要停用甲状腺素制剂和限制含碘饮食?

停用甲状腺素制剂的原因有：甲状腺素制剂可以竞争性地占据甲状腺组织中的碘摄取通道，阻碍核素在甲状腺组织中的富集。因此，在进行核素治疗前，医生通常建议患者停用甲状腺素制剂一段时间，以确保甲状腺组织中的碘摄取通道处于相对清空状态，核素能够更有效地富集在甲状腺组织中。

限制含碘饮食的原因有：含碘饮食可能增加核素在其他组织中的富集，如唾液腺、胃肠道和乳腺组织。因此，在核素治疗前，医生通常建议患者在治疗前数天到数周内限制含碘饮食。这包括避免食用富含碘的食物，如海鲜、海带、紫菜等，以减少额外的碘摄入，确保核素能够更有选择性地富集在甲状腺组织中。

221. 常见含碘的药物和食物有哪些?

（1）含碘食物：海带、紫菜、苔条，其他海味，如海虾、海参、干贝、海蜇等。

（2）含碘药物：卢戈液、碘化钾、胺碘酮、清鱼肝油、碘含片、氢碘酸糖浆，硫脲嘧啶类，甲巯咪唑等。

（3）含碘中药：海藻、昆布类、川贝、连翘、丹参、白头翁等。

（4）含碘对比剂：碘油对比剂、胆囊对比剂、肾盂及血管造影、含碘硫酸钡等。

（5）含碘外用药：碘酒、碘酊、含碘癣药水、碘甘油等。

（四）放 射 治 疗

222. 什么是放射治疗（放疗）？

放射治疗是一种肿瘤治疗方法，利用高能辐射，例如X射线或粒子束等破坏或抑制异常生长的细胞。这种治疗常用于癌症，但也可用于其他疾病的治疗。放射治疗的目标是损害或杀死肿瘤细胞，同时最大限度地减少对正常组织的损伤。

主要的放射治疗方式包括：①外部放疗。通过放射治疗机器产生的高能辐射束，从体外照射患者体内的肿瘤。②内部放疗。将放射源直接放置在肿瘤病灶内或接近肿瘤病灶的位置，释放放射线来治疗。③质子放疗。使用带有正电荷的质子粒子，通过调整能量和方向，将质子束精确照射到肿瘤。其优势在于质子放疗相对于传统X射线放疗更精确，能够减少对周围正常组织的伤害。④重离子放疗。使用重离子，如碳离子或氦离子，通过调整能量和方向，将重离子束照射到肿瘤。其优势在于重离子放疗相对于X射线放疗有更高的电离密度，对肿瘤细胞产生更多直接的损伤。⑤硼中子放疗。在患者体内引入含有硼-10同位素的药物，然后使用中子束照射，从而引发硼中子的核裂变反应，产生具有较强生物学效应的粒子，对肿瘤进行治疗。其优势在于具有高生物学效应，可能对某些类型的癌症具有较好的治疗效果。

这些不同的放射治疗方式各有其适应证和优势，医生会根据患者的病情和治疗需求选择最适合的方法。

223. 放疗和核辐射有关系吗？

放疗和核辐射是两回事，就好比汽车和飞机都是交通工具，但它们的原理和用途完全不同。核辐射是我们常听到的与核能有关的事情，比如原子弹、核电站事故，引起的辐射对人体和环境造成了很大伤害。

放疗是一种治疗肿瘤的方法，它用的射线是特制的，不同于核辐射的来源。放疗的射线是有针对性的，像是专门设计的炮弹，只瞄准肿瘤。而且，医疗用的放射线是受到严格管理的，不会像核辐射那样失控。大多数治疗中心使用的放疗设备也是非常安全的，只有在治疗时才会产生射线，而且操作非常受控制。

总的来说，放疗的射线是安全可控的，不会像核辐射那样带来危险。所以，当医生建议进行放疗时，不需要感到紧张或害怕，因为这是一种经过严密管理的治疗方式，专门为打败肿瘤而设计的。

224. 放疗对甲状腺癌有效吗?

不同病理类型的甲状腺癌对放疗的敏感度有所不同,其中以甲状腺未分化癌、甲状腺鳞癌相对敏感,其余类型放疗效果较差。以下情况下,甲状腺癌可以选择放疗。

(1)甲状腺未分化癌恶性程度高,预后差,通常在初诊时已处于局部进展期。其治疗手段应综合放疗、靶向治疗等,极少可以手术的患者也应在术后辅以放疗。患者如有气管压迫症状,需气管切开。放疗一般显效较快但缓解期较短。

(2)对于分化型甲状腺癌和甲状腺髓样癌,通常首选手术治疗,疗效已很满意,无须常规放疗。少数术后存在局部残留病灶、手术不能达到R0切除以及有孤立性远处转移灶的患者才考虑放疗。

(3)甲状腺鳞癌患者恶性程度高,放疗敏感性较高,应在术后辅以放疗。

225. 放疗可取代手术治疗吗?

放疗和手术同属局部治疗方法,也是治疗局限性肿瘤最有效的手段。但由于肿瘤的病因极其复杂,每种肿瘤的生物学特点也不尽相同,各种治疗方法的疗效也有差别,有些肿瘤应以外科手术治疗为主,有些肿瘤应以放疗为主,有些肿瘤则需以化疗为主。每位患者在被确诊时,其肿瘤的病理类型、分化程度千差万别,肿瘤的早、中、晚期也各不相同,所以,在决定治疗方案时需要综合考虑每位肿瘤患者的特点,分别采取不同的治疗方法,以求达到最佳的疗效。此外,患者的全身状况、求治意愿等对治疗方案的选择也有重要作用。因此，从整体上来讲，放疗无法取代手术。

226. 甲状腺癌患者一定需要放疗吗？

甲状腺癌患者不一定需要放疗。甲状腺癌大多对放疗不敏感，经过手术切除干净后无须进行放疗。放疗仅适用于手术后重要器官上有极少量残留或未分化癌。

227. 什么时候才考虑甲状腺癌放疗？

放射治疗主要用于甲状腺未分化癌无法手术者首选放疗；手术切缘不净或残留者，尤其是不摄取^{131}I的甲状腺癌Ⅲ、Ⅳ期患者；广泛淋巴结转移，尤其是包膜受侵者且病变部位不摄取^{131}I者，可考虑放疗。

228. 哪些患者不能耐受放疗？

有些患者可能不能耐受放疗，医生会考虑以下两种情况。

（1）一般状况差：如果患者自身情况很差，体能状态的评分低于60分，医生可能会认为这样的患者难以承受放疗。体能差意味着患者可能无法很好地应对放疗带来的身体负担和副作用。

（2）伴有严重内科疾病：如果患者同时患有严重的内科疾病，而且这个内科疾病对患者的生命威胁更大，比如严重的心血管或脑血管疾病，医生可能会考虑不使用放疗。在这种情况下，放疗可能会对患者的整体健康产生不利影响。

总的来说，医生会综合考虑患者的整体状况，包括体能状态和其他内科疾病，来判断患者是否能够耐受放疗。如果患者在这两个方面都表现较差，医生可能会寻找其他治疗方案，以确保患者的整体健康和生存质量。

229. 放疗前患者需要做哪些心理准备？

放疗是一个相对较长的过程，患者在治疗前需要做的准备有：①需要患者树立起战胜疾病的信心；②需要患者调整好心态，有的患者得知自己患病后，非常恐惧，这样对疾病治疗百害而无一利，因此，在治疗前，一定要放宽心，坦然面对，积极配合治疗；③需要患者构筑好克服困难的心理准备，放疗过程中会出现一些不良反应，这是机体对外来刺激的生理反应，医生也一定会想最好的办法把不良反应发生率和严重程度降到最低，完全有办法完成治疗。

230. 放疗的流程是怎样的？

放疗是一个系统工程，需要做大量的工作。一般把整个放疗过程分成3个阶段：第一阶段是准备阶段，第二阶段是计划设计阶段，第三阶段是执行阶段。

（1）准备阶段：确定肿瘤分期，明确肿瘤范围。做好放疗前准备工作，如头颈部放疗前需做口腔处理，肿瘤合并感染者也需要控制感染，如全身应用抗生素或者局部双氧水漱口等。如果有其他影响放疗的合并症也需要先治疗纠正。

（2）计划设计阶段：完成患者放疗前的影像学检查，靶区勾画和放疗计划的计算，放疗计划的验证。

（3）执行阶段：放疗开始执行，每周需要进行治疗位置是否正确的验证并对患者的肿瘤和正常组织进行检查，观察疗效，如有反应给予相应的处理。

231. 什么是放疗计划设计？

放疗计划设计就好比是给患者定制一套射线治疗方案，确保治疗时精准照射到病变区域，同时最大限度地保护周围正常组织。

具体来说，物理师会利用丰富的经验和高级的计算机系统，像是在设计一份特殊的地图一样，规划射线如何穿过患者的身体。这个设计过程特别复杂，尤其是对于调强放疗计划而言。现代的计划系统通常采用逆向设计方法，也就是说，通过先进的计算机系统，从医生设定的治疗目标出发，倒推出最优化的射线路径。这样能够最大限度地满足对肿瘤的治疗需求，同时保护周围的正常组织不受伤害。

232. 为什么要做放疗计划设计？

放疗计划设计的目的是确保癌症患者在接受放射治疗时，放射线能够精确照射到医生规定的靶区，同时最小化对周围正常组织的损伤。这个设计过程是非常重要的，可以说是放疗过程中的一个关键步骤。

具体来说，放疗计划就是物理师根据医生的要求，制订如何使用放射线来达到治疗目标的详细方案。这个方案要考虑到肿瘤的位置、形状以及患者的解剖结构，确保辐射能够准确地覆盖到肿瘤，同时减少对健康组织的伤害。特别是在调强放疗计划的设计中，这是一个相当复杂的过程。

233. 什么是放疗的靶区勾画？

调强放疗的靶区勾画是确定哪里是肿瘤、哪里是肿瘤比较容易侵犯的部位、哪里是可能侵犯和转移的部位、哪些组织和结构是必须且需要重点保护的、哪些组织是需要尽可能保护的、哪些组织因为肿瘤的关系必须和可能要损伤的一个临床思考及决定过程。这个过程最能体现医生的水平和临床经验，是决定治疗成败的关键，所以医生通常会在这个环节花费很多的精力和时间，反复比对CT、磁共振、PET/CT以及内镜检查和临床查体的情况，在CT定位图像上仔细斟酌，确保不遗漏肿瘤和尽可能保护正常的组织。这个靶区勾画过程需要医生具有丰富的经验和临床水平，且和疗效密切相关。

234. 放疗对患者的着装有什么要求？

在接受放疗的时候，对患者的着装是有一些要求的。这是为了确保放射线能够准确照射到治疗区域，同时最大限度地减少对皮肤的摩擦和刺激。首先，建议患者在放疗期间穿一些柔软宽松、吸湿性好的纯棉内衣。这样的衣物对皮肤更友好，可以减少因为摩擦而引起的不适感。要尽量避免穿粗糙或是化纤的衣物，因为它们可能增加摩擦和刺激的风险。对于接受头颈部放疗的患者，建议上衣选择无领的开衫，而不要穿硬领的衬衫。对于男性患者，最好不要打领带，这样更方便穿脱衣物，同时有助于保护颈部皮肤，避免额外的不适感。

235. 头颈部放疗前为什么要拔除坏牙？

头颈部肿瘤放疗的范围很广，用的放射线剂量也比较高。虽然现在的调强放疗技术可以相对较好地保护正常组织，但与肿瘤附近的结构仍然难以完全避免受到高剂量的照射。特别是在头颈部放疗中，有些结构在治疗后可能会出现晚期损伤，尤其是下颌骨。这个部位因为接受到高剂量的放射线，可能在治疗后相当长的时间内发生晚期损伤，其中一种可能性就是放射性坏死。放疗后过早处理坏牙和放射性骨坏死密切相关，提前处理坏牙可以降低放射性骨坏死的发生率。

236. 头颈部放疗对头发有什么要求？

头颈部肿瘤放疗时需要用一个面罩进行固定，以保证治疗体位的准确。头发尤其女性患者的长头发在定位时如果拢在一起放在脑后，会出现每次治疗时位置不一致的情况，所以，通常要求女性患者在治疗前将长发剪短；男性患者要注意避免在治疗过程中修剪头发，由于治疗过程需要2个月左右，所以建议男性患者在定位前将自己的头发适当剪短些，治疗期间不要再修剪头发了。对其他部位肿瘤的放疗，头发无特殊要求。

237. 放疗前吃东西少或吃不进东西应该怎么办？

如果在放疗前吃得少或者根本吃不下东西，可能有多种原因，比如晚期肿瘤侵犯消化道、身体状况差、肝功能问题等。不同的情况有着不同的处理方法，但总体原则是一样的，就是要尽量找出导致不能进食的原因，同时强化营养支持治疗，可以尝试置入胃管、行胃造瘘手术、使用肠外营养等手段。

238. 若放疗前置入营养管影响放疗效果吗？

一般情况下，在放疗前置入营养管不会影响放疗的效果，反而可能对治疗有积极的影响。因为通过置入营养管，患者可以确保获得足够的营养供应，这有助于改善患者的身体状况，提高抵抗力，进而可能提高治疗效果。

239. 糖尿病会增加放疗风险吗？如何应对？

糖尿病一般不会影响放疗的疗效。首先，糖尿病是可以通过控制来管理的，很多患者即使患有糖尿病多年，也能够通过合理的控制保持血糖在正常范围。就算是初次发现患有糖尿病，也有办法将血糖控制在合理范围内。所以，如果患有糖尿病的癌症患者要接受放疗，通常不需要过分担心。

在放疗过程中，伴有糖尿病患者的正常组织可能对放疗会更敏感，可能会出现一些反应比较重的情况。不过，医生会密切关注患者的反应，积极处理，确保患者能够顺利完成治疗。

如果患者有血糖仪，可以增加监测血糖的次数和频率，及时了解血糖的控制情况，并告诉医生。这样可以协助医生更好地控制患者的血糖，确保在治疗的过程中身体状况保持在良好状态。

240. 有哪些治疗肿瘤的放疗技术？

用于治疗肿瘤的放射治疗技术主要包括二维放射治疗、调强放射治疗（IMRT）、旋转调强放疗（VAMT）、螺旋调强放疗（TOMO）、磁共振引导放射治疗（MRgRT）、质子治疗以及重离子治疗等。

（1）二维放射治疗是较为传统的放疗技术，使用X射线或其他形式的辐射，以二维平面上的定位信息进行治疗，相对简便、成本较低。但缺乏对三维肿瘤结构的准确定位，可能导致正常组织的辐射暴露增加。

（2）调强放射治疗：使用计算机控制的调强技术，通过调整辐射束的强度和方向，实现更精确的剂量分布，以适应肿瘤的形状。IMRT可以更精确地照射肿瘤，最小化对周围正常组织的损伤。

（3）旋转调强：通过在整个治疗过程中旋转放射束和调整剂量分布，实现更快速的剂量交付和更精确的治疗。

（4）螺旋调强放疗：通过螺旋运动的放射束，实现对肿瘤三维结构的高度调强。可以提供更均匀的剂量分布，减少对正常组织的辐射损伤[1]。

（5）磁共振引导放射治疗：结合放射治疗和磁共振成像技术，实时监测肿瘤位置并进行调整，能够提供实时的解剖学图像，可在治疗期间调整计划。

（6）质子治疗：使用带有正电荷的质子粒子，通过调整能量和方向，实现对肿瘤的精确照射，能够减少对周围正常组织的损伤，特别适用于靶区域接近敏感结构的情况。缺点在于费用昂贵，设备庞大，

---

[1] 辐射损伤：指由电离辐射所致的急性、迟发性或慢性的机体组织损害。

不适用于所有类型的癌症。

（7）重离子治疗：使用重离子，如碳离子或氦离子，实现对肿瘤的高度精确照射。

241. 什么是术前放疗或术前同期放化疗？

术前放疗或术前同期放化疗是在手术之前，通过放疗或同步放化疗的方式来处理一些肿瘤较晚、手术难度较大的患者的手段。这些肿瘤可能因为太大或者生长位置不便于手术，导致手术难以完整切除肿瘤或会严重影响患者的外观或器官功能。

在这些情况下，专科医生会建议使用术前放疗或内科治疗来缩小肿瘤的体积以达到更好的手术效果，有时候甚至可以根治肿瘤。术前放疗可以降低肿瘤细胞的活性，减少手术中肿瘤细胞种植的概率，提高手术的成功率。术前放疗还有可能减小手术范围，提高患者术后的生活质量。

近年来，人们对化疗有了新的认识，对于某些肿瘤，包括化疗、靶向治疗、免疫治疗在内的术前内科综合治疗也能够帮助外科医生更好地进行手术治疗。医生会根据患者的病情综合考虑，选择最合适的治疗方案。

242. 放疗期间可以联合靶向药物吗？

可以。分子靶向治疗药物对肿瘤细胞有很强的针对性，可以精准地瞄准肿瘤细胞生长过程中的特定分子靶点，对肿瘤细胞产生杀伤或抑制作用。例如头颈鳞癌中，针对*EGFR*突变的患者可以应用西妥昔单抗等药物进行靶向治疗。放疗期间同步靶向治疗能够达到更好的治疗效果。

243. 什么是放射增敏剂？

放射增敏剂是一种能够增加肿瘤对放疗敏感性的物质。肿瘤对放疗的敏感性很重要，因为敏感性差的肿瘤在局部控制上可能效果不好，也容易导致肿瘤扩散。为了提高放疗效果，放疗医生一直在努力寻找方法，其中之一就是利用放射增敏剂。

真正的放射增敏剂是当单独使用时对肿瘤没有杀伤作用，但在与放疗一起使用时，可以增强放疗的杀伤作用。目前，最有效的增敏剂之一是氧气。虽然大气中有充足的氧气，但要让它真正帮助增加肿瘤对放射线的敏感性仍然比较困难。

除了氧气，甘氨双唑钠等药物也能够作为放射增敏剂。在临床上，还有一些化疗药物可以增加肿瘤对放疗的敏感性，尽管它们不是真正的放射增敏剂。这些方法的研究和应用有助于提高放疗的治疗效果。

244. 什么情况需要用放射增敏剂？

放疗对肿瘤局部的控制效果受多因素影响，与肿瘤的大小、肿瘤的血液供应情况、肿瘤的生长环境和肿瘤对放射线的敏感性有关，还与肿瘤的生长方式（外形）有关。一般来讲，肿瘤体积大、肿瘤血液供应差（具体体现可能在CT或MRI检查的图像上，显示有肿瘤坏死或者淋巴结中心坏死，周边强化）、肿瘤呈浸润性生长等因素都意味着肿瘤对放射线的敏感性较差。另外，还有些肿瘤标志物能够部分反映肿瘤对放射线的敏感性，如表皮生长因子受体[1]高表达等。在这些情况下，可以考虑使用放疗增敏剂。

245. 放疗增敏剂有什么不良反应？用放疗增敏剂有什么要求？

放疗增敏剂常见的不良反应主要是皮疹和瘙痒，而且发生率相对较低。值得注意的是，目前常用的放射增敏剂之一是甘氨双唑钠，对于患者来说相对比较安全。

关于使用放疗增敏剂有一些要求需要遵守。一般而言，增敏剂需要在放疗前使用，通常在放疗开始前1～3小时内通过静脉输入。这样可以确保增敏剂在放疗开始时已经充分发挥作用。一般来说，医生会控制好增敏剂的使用时间，通常在放疗前1小时内完成。这样有助于提高肿瘤对放疗的敏感性，增加治疗的效果。

246. 放疗过程中身体会出现哪些反应？

放疗过程中，身体出现的反应有全身反应和照射局部反应两种。全身反应包括恶心、食欲缺乏、疲乏、血常规异常等。局部反应则与照射部位有关，不能一概而论。具体病变不同，照射范围不一样，患者身体情况差异出现的反应也不一样，轻重程度也不一样。如照射头颈部会出现口干、口腔黏膜溃疡、吞咽疼痛；照射胸部可能会导致肺

1　表皮生长因子受体（EGFR）：指正常上皮细胞或源于上皮组织的肿瘤细胞表面表达的一种蛋白质。它与血液中或肿瘤细胞自身分泌的一种叫作表皮生长因子的物质具有配对结构，能被表皮生长因子识别并和它结合，因此叫作表皮生长因子受体。

炎、气管炎、食管炎等；照射腹部会出现恶心、呕吐、腹痛、腹泻等症状。

247. 癌症患者放疗期间怎么应对合并症？

癌症患者在接受放疗期间，如果同时患有其他疾病，比如心脏病、高血压、甲状腺功能亢进症、糖尿病等，不用过于担心，因为这些疾病通常是比较常见的。

重要的是患者要确保这些合并症得到良好的控制，因为控制良好的合并症不会影响癌症的放疗，相反控制不佳的合并症则会影响放疗的进行。医生会在治疗中特别留意这些疾病的控制情况，确保它们不会影响到放疗的进行。

作为患者，要记得按时服用治疗合并症的药物，并且及时向医生汇报身体的变化。这有助于医生更好地了解患者的整体健康状况，以便更好地制订治疗计划。

248. 放疗中营养支持为什么特别重要？放疗中什么食物不能吃？

放疗时间长，照射的组织多，特别是口腔、咽部的黏膜比较娇嫩，头颈部放疗过程中会出现黏膜炎，导致口腔疼痛、吞咽疼痛，严重影响进食，导致体重下降。胸部肿瘤放疗有时会出现食管炎，腹部肿瘤放疗有时会出现腹泻等症状。此外，放疗的全身反应还有食欲缺乏，这些情况会使患者吃不下饭，或者营养吸收不好，进而导致营养不够。

营养不良的危害非常大，主要有以下原因：①由于进食减少，营养不良，身体合成红细胞、血红蛋白的原料减少，会出现贫血；贫血会引起血液运送氧气的能力下降，肿瘤会因此而缺氧，而缺氧的肿瘤细胞对放射线非常抗拒，影响疗效；②由于营养不良，身体抵抗力下降，患者易患感染、感冒等，会出现发热甚至高热，需要中断放疗，影响疗效；③身体抵抗力和免疫力下降后，抵御肿瘤细胞侵袭的能力下降，容易出现远处转移，影响治疗效果；④由于营养不良，患者可能会出现体重下降，导致肿瘤与周围健康组织的相对关系会发生改变，会导致肿瘤和正常组织的放疗剂量与事先计划的剂量不一致，使肿瘤控制率下降或正常组织损伤加重。因此，接受放疗的患者在治疗过程中以及治疗后一段时间（急性反应恢复期）的营养支持非常重要，患者一定要克服困难，尽可能保持体重稳定。

放疗过程中，对食物的种类没有特殊要求，以高蛋白、易消化和易吸收的食物为主，一般忌食辛辣食物。对头颈部肿瘤、胸部肿瘤、食管癌等患者，食物要求软，不宜吃带骨和坚硬食物，以免损伤口腔或食管黏膜，加重放疗反应等。

249. 放疗期间如何保护皮肤？

放疗期间要保护皮肤，可以从以下几个方面注意。

（1）保持清洁和干燥：照射区域的皮肤要保持清洁，可以用温水轻轻清洗，避免使用碱性肥皂。保持皮肤干燥，避免物理和化学性刺激。

（2）充分暴露受照射的皮肤：确保受照射的皮肤充分暴露，不要覆盖或包扎。如果出现瘙痒，不要抓挠，以免加重反应。

（3）避免刺激：避免使用酒精、碘酒、胶布以及化妆品，同时避免冷热敷的刺激。这有助于减轻皮肤的不适感。

（4）不要撕剥皮肤：如果皮肤出现脱皮或结痂，不要撕剥。剃毛发时最好使用电动剃须刀，以避免对皮肤造成额外的损伤。

（5）适时应用皮肤保护剂，能够预防或治疗放射性皮炎。

这些措施有助于减轻放疗对皮肤的影响，保护皮肤的健康。在具体操作中，最好根据医生的建议和指导进行，以确保对皮肤的保护得当。

250. 放疗期间应该怎样补充营养？

接受放疗或化疗的患者加强营养支持是十分必要的。因为放化疗作用于肿瘤细胞发挥细胞毒性作用的同时也损伤正常组织和细胞，影响消化道功能，出现营养不良。

当化疗患者每天摄入能量低于每天能量消耗60%的情况超过10天时，或者预计患者将有7天或者以上不能进食时，或者患者体重下降时，应开始营养治疗，以补足实际摄入与理论摄入之间的差额。为了降低感染风险，通常首选肠内营养，如果患者难以耐受肠内营养，可以采用短期肠外营养。

对于放疗患者，建议给予膳食指导以及口服营养素补充提高摄入量，预防放疗相关体重降低，避免治疗中断。如果出现了严重的放疗相关黏膜炎，可应用鼻饲方法进行肠内营养支持。

251. 放疗期间不想吃饭怎么办?

放疗期间不想吃饭是正常的全身反应之一,医患双方可以共同采取一些方法来缓解这种情况。首先,要在心理上战胜自己,保持积极的信心,认识到这只是治疗过程中的一种暂时现象。其次,医生可以开一些药物,帮助改善食欲并减轻放疗和化疗的不良反应。此外,可以尝试经常变换食物的种类和口味,通过提升感官体验来增进食欲。这样有助于确保患者能够摄入足够的营养,帮助身体更好地应对治疗。

252. 放疗过程中有哪些营养支持方法?

在放疗过程中,营养支持的主要方法有两种:经胃肠道营养支持和经静脉营养支持。

(1)经胃肠道营养支持:即肠内营养。这是目前比较强调的方法,通过充分利用健康的胃肠道进行消化和吸收,以获取全面和足够的营养。口服营养液或营养素是常见的方式,相对于经静脉途径,经胃肠道方式更经济、适用。

(2)经静脉营养支持:即肠外营养。这种方式通过静脉途径输送营养成分。然而,它并不如经胃肠道方式全面,费用也更高,且长期使用可能导致静脉炎等不良反应,因此作为肠内营养的替代手段。

253. 放疗期间白细胞减少怎么办？

放疗期间白细胞减少是比较常见的情况。一般而言，白细胞下降的程度较轻微，而且下降过程缓慢，对治疗的影响相对较小。在一些患者同时接受化疗的情况下，血常规可能受到更大的影响，导致白细胞计数较低。在这种情况下，医生会采取药物治疗，并加强营养供给，以促使白细胞和血小板的尽快恢复，纠正贫血等。

然而，如果出现了明显的血常规异常，就需要考虑停止放疗。此时，为了尽快恢复血液指标，防止感染等并发症，医生可能会调整治疗方案，暂停或减少放疗的强度。这样可以给予患者足够的时间来让血常规恢复到相对安全的水平，以确保患者的整体健康。

254. 放疗期间需要使用治疗辐射损伤的药物吗？

在放疗期间，有一些药物可以帮助减轻辐射损伤的效果，但目前可供选择的治疗辐射损伤的药物相对较少。这些药物的使用需要根据具体情况而定，因为不同的疾病、照射部位以及损伤的类型和机制可能各不相同。需要具体疾病具体分析，咨询主管医生。

255. 放疗期间如果机器坏了，放疗中断会影响疗效吗？

肿瘤放射治疗的安排是周一到周五连续治疗5次，周六、周日休息，这是有计划的安排。这样安排有以下好处：①肿瘤组织受到连续5次的放射治疗后，能够累积足够的杀伤作用；②休息两天，正常组织损伤得以修复，正常组织的修复能力和恢复速度比肿瘤组织要强和快，休息两天再开始新一轮治疗；③在休息的两天内，治疗的机器得到检修，保证良好的性能。

治疗中要尽可能避免治疗的中断，尤其要避免一切不是计划需要的治疗中断。主要原因在于非计划的治疗中断会导致总治疗时间延长，导致肿瘤局部控制率的下降。

加速器有出现故障的时候，特别是夏天，加速器故障率会增加；有时候会赶上国庆、春节等长假，这些都有可能导致治疗的中断，为了避免这些情况导致的非计划性治疗中断，医院可以采取机器小故障当时修，中等故障不过夜，大故障周末和节假日加班等办法，将对患者治疗中断的影响降到最低，确保治疗质量。

256. 放疗期间患者能洗澡吗？

可以洗澡，建议使用比较温和的沐浴液，并注意保护好医生在患者皮肤上画的标记。标记线会随着时间的推移变淡，尤其在夏天，更容易变得不清楚。洗澡前，先看看标记线是否清楚，如果不清楚了，先找医生重新画一下再洗澡。洗澡时动作要轻柔，不要抠和搓擦放疗区域的皮肤，水温不宜过高。

257. 接受放疗期间的患者能和亲人接触吗？

肿瘤不是传染病，不会传染给周边的人。体外照射的放射线以及内照射治疗的放射线也不在患者体内存留，也不会发生辐射污染。接受放疗的患者可以和亲人接触，而且，和亲人在一起，会让患者感受到亲情，充满温暖，增强战胜疾病的信心。

258. 放疗期间患者可以做运动吗？

放疗期间患者是可以进行适当运动的。在进行运动时，主要的原则是确保患者在运动后不感到过度疲劳。适当运动有助于保持身体的活力，促进血液循环，增强免疫力，同时也有助于缓解一些治疗过程中可能出现的不适感。

259. 放疗过程中为什么要进行中期疗效评价？

放疗过程中进行中期疗效评价是为了更好地了解治疗的效果并做出必要的调整。肿瘤的治疗效果受到多方面因素的影响，包括肿瘤的分期、患者的身体状况，以及治疗计划的设计等。

在治疗开始后的中期，通过检查肿瘤的缩小情况和患者的整体反应，医生能够初步评估治疗的效果。这有助于确定是否要继续完成放疗或是调整放疗的剂量，以更好地达到治疗的目标。

总体而言，中期疗效评价有助于更准确地指导治疗，提高治疗的效果，减少对正常组织的损伤，为患者提供更好的治疗体验和生活质量。

260. 如何自我检测放疗的效果？

对患者来讲，最关注肿瘤对放疗是否敏感，治疗效果好不好，在治疗过程中，有没有办法自我检测疗效，让自己心里有底呢？

不同的肿瘤，患者能够自己判断的程度是不一样的。看得见、摸得着的，比较好判断一点；位置深，查体看不到的肿瘤自我判断比较难。患者可以用以下的方法试着帮助判断效果，当然最终的判断仍然需要医生来决定。

最主要是根据症状的变化来判断是否有效，也就是说，患者是因为什么原因去医院看病的，这些原因在治疗后有没有变化，如果有变化，说明治疗起作用了。如患者是因为鼻涕带血来看病的或者合并鼻涕带血，治疗后，鼻涕带血减少或消失了，说明可能有效了；患者是耳鸣、听力下降来看病的，治疗后耳鸣好了，听力恢复了，说明治疗有效了；鼻子堵的患者，治疗后通气了，不堵了；头痛的患者，头痛减轻了或者消失了；看东西时的双影没有了；脖子上的包块明显小了等，都能反映治疗有效。可以根据这些来判断，每一点进步和改善，患者能够体会、了解，增强治疗的信心。当然，具体疾病需要具体分析。

261. 放疗的不良反应可以预防和减轻吗？

放疗的不良反应在一定程度上是可以预防和减轻的。以下是一些常见的方法。

（1）放疗技术的改进：先进的放疗技术能够更准确地照射到肿瘤区域，同时最大限度地减少对周围正常组织的影响，降低不良反应的发生率。

（2）治疗计划的个体化：医生会根据患者的具体情况定制个性化的治疗计划，考虑到肿瘤的类型、位置、大小以及患者的整体健康状况，以最大限度地减轻不良反应。

（3）支持性治疗：在放疗过程中，医生会对患者进行支持性治疗，包括合理的药物应用、营养支持等，以减轻疼痛、恶心、疲劳等不良反应。

（4）定期监测和调整：医生会定期监测患者的症状和生理指标，根据反馈及时调整治疗计划，确保在最小的副作用下实现最好的治疗效果。

（5）生活方式调整：患者在接受放疗期间可以通过良好的生活习惯、适度的运动和合理的饮食来增强身体免疫力，有助于减轻不良反应。

总体而言，放疗科医生会综合考虑多个因素，以提供最佳的治疗效果并降低不良反应的发生。患者在治疗过程中也要积极与医生沟通，及时反馈身体状况，以便医生能够更好地指导治疗并进行必要的调整。

262. 头颈部放疗有什么后遗症吗？

放疗能够杀死肿瘤细胞，能够治愈某些癌症，但放射线必须穿过正常组织才能到达肿瘤细胞。因此，放疗会同时损伤正常组织，产生一定的后遗症或不良反应，这一点也不奇怪，也不可怕。

头颈部放疗常见的后遗症主要有口干、张口困难、颈部变硬、面部肿胀、放射性龋齿等。它们的发生与放疗剂量密切相关。在现代放疗条件下，这些后遗症发生率都明显下降。张口困难、颈部变硬能够通过锻炼减轻。

当然，肿瘤在晚期情况下会与重要器官关系密切，降低放疗剂量不能达到对肿瘤的有效控制，但是正常剂量应用会对重要器官形成一定损伤，如影响视力、脑组织损伤记忆力下降、脑干和脊髓也可能出现损伤而导致比较严重的后遗症。当存在这些情况时，医生会与患者充分交流，在控制肿瘤和减轻后遗症两个方面权衡后，选择合适的治疗方案，来达到最好的治疗结果。

263. 皮肤和黏膜反应在放疗结束后还需要持续多久？

放疗结束后，皮肤和黏膜反应的持续时间因个体差异和治疗情况而异。通常来说，照射部位涉及皮肤和黏膜的放疗，如头颈部肿瘤、食管癌、肺癌、胃肠道肿瘤等，治疗期间和结束后患者可能会经历一段时间的皮肤和黏膜反应。

两个重要的因素会影响这个时间。首先，黏膜溃疡的范围和深度很关键。如果在放疗结束时黏膜溃疡的范围较大，疼痛较为显著，那么持续的时间可能会超过2周。其次，是否同时进行了化疗也是一个重要因素。与单纯放疗相比，同期进行放疗和化疗的患者可能会有更严重的黏膜反应。

同期放化疗的患者在治疗结束时最严重的黏膜反应可能并未完全显现出来，因此在治疗结束后的2周内仍然可能是比较严重的时候。患者可能需要1个月甚至更长的时间才能逐渐好转。在这段时间里，需要像在治疗期间一样注意口腔黏膜和皮肤的护理，以促进愈合和减轻不适感。

264. 放疗后什么时候复查？复查时需要查哪些项目？

肿瘤患者接受治疗后对复查有些具体的要求，一般放疗后1个月复查，观察肿瘤消退情况和正常组织恢复情况，以后2年内每3个月复查1次，2年以后每半年复查1次，5年以后每1年复查1次。有症状复发或异常情况出现时，应及时到医院进行复查。

复查的项目与治疗时的检查项目基本一致，有新发症状时，会给予一些特殊的检查。

265. 放疗结束后还需要继续使用放疗辐射损伤保护的药物吗？

如果放疗反应比较重，可以考虑继续使用一段时间的放疗辐射损伤保护药物。定期的随访[1]和沟通将有助于确保患者在治疗后的康复阶段得到适当的支持和管理。

266. 放疗后肿瘤复发了应该注意什么？

如果放疗后出现了肿瘤复发，医生需要搞清楚几个问题：原来是什么疾病？复发的情况是怎样的？局部病变晚不晚？有没有合并其他部位转移？此次复发距放疗的时间是多长？有没有合并症？放疗后的后遗症明显不明显？然后根据具体情况决定下一步怎么办，对不同的肿瘤复发患者进一步的治疗是有差别的，不能一概而论，医患双方应共同探讨、制订进一步治疗方案。

1　随访：指医生在对患者进行诊断或治疗后，对患者疾病发展状况、治疗后恢复情况等继续进行追踪观察所做的工作。

267. 放疗后肿瘤患者在日常生活中需要注意什么？

肿瘤患者接受治疗后的日常生活中应注意：①保持良好的心态和积极的生活态度，相信自己能够康复和彻底战胜肿瘤；②保持良好的生活习惯，正常作息，不过度疲劳；③坚持适当锻炼，强度以不感到疲惫为原则；④加强功能锻炼，如头颈部肿瘤患者治疗结束应该练习张嘴、转头等；⑤定期到医院进行复查。

（五）内 科 治 疗

268. 什么叫化学药物治疗？

化学药物治疗，简称化疗，是治疗肿瘤和某些自身免疫性疾病的一种主要方法。化疗药物主要基于肿瘤细胞增殖比正常细胞更快这一特点，通过直接破坏肿瘤细胞的结构或阻断细胞增殖过程中所需的物质，达到杀伤肿瘤细胞的目的。然而，由于化疗药物并不仅作用于肿瘤细胞，也会对正常细胞和机体免疫功能造成一定程度的损伤。这可能导致患者出现一些不良反应，因为身体的正常功能也受到了一些影响。

269. 甲状腺癌患者需要化疗吗？

甲状腺癌患者通常不选择化疗。一般情况下，医生更倾向于采用手术、放疗和其他治疗方法。然而，对于甲状腺癌未分化癌或分化差的癌，患者手术后可能需要进行化疗作为辅助治疗。此外，对于一些不能手术的患者，或者当癌症已经转移到远处或术后局部复发并迅速恶化时，医生可能会考虑使用化疗进行晚期姑息性治疗。

270. 术后多长时间开始化疗比较合适？

术后开始化疗的时间主要取决于患者手术后的恢复速度。一般来说，术后4周之内开始进行化疗比较合适。这个时间窗口是为了确保患者在手术后有足够的时间来适应和恢复，同时也能及早启动进一步的治疗。当然，首选应当由医生制订适合的治疗方案。

271. 化疗过程中会出现哪些不良反应？

化疗过程中常见不良反应包括胃肠道反应（恶心、呕吐），血液毒性（白细胞计数低、血小板计数低、贫血），肝肾毒性（肝肾功能异常），神经毒性[1]（手脚麻木、耳鸣），皮肤毒性（脱发、脱皮、皮疹、脓疱），心脏毒性（心悸、心律失常、心绞痛），乏力等。

---

1 神经毒性：通常指药物的副作用。是药物或治疗（如放射治疗）除正常的治病作用外，对人体神经系统所带来的损伤。

272. 如何减轻化疗的不良反应？

针对化疗的不同不良反应，医生和患者可以采取一些方法。

（1）预防恶心和呕吐：在进行化疗前，医生可以给患者提供一些防止恶心和呕吐的药物，以减轻胃部不适感。

（2）预防血液毒性：对于白细胞或血小板计数降低的患者，医生可能会建议应用升白药或升血小板药物，以维持正常的血液功能，减少感染和出血的风险。

值得注意的是，对于一些化疗引起的不良反应，目前还没有很好的预防方法，比如神经毒性和脱发。患者在面对治疗过程中的各种困难时，保持良好的心理状态和与医生密切沟通，也是帮助应对不良反应的重要手段。

273. 接受放化疗的肿瘤患者为什么要频繁进行血常规检查？

这是因为放疗和化疗可能对患者的骨髓造血功能产生影响。在进行放化疗之前，医生会通过血常规检查确定患者的白细胞和血小板计数是否在正常范围内。如果粒细胞或血小板水平过低，医生可能会在化疗前应用升白药或升血小板药物，以保证化疗顺利进行。

274. 化疗中出现白细胞减少应如何处理？

白细胞减少是化疗过程中常见的副作用之一。当白细胞减少时，患者更容易受到感染，需要采取一些措施来减轻风险。以下是处理白细胞减少的一些建议。

（1）定期检查：在化疗过程中，医生通常会定期检查患者的血液参数，包括白细胞计数。这有助于及时发现任何异常，并采取适当的措施。

（2）避免感染源：患者应避免与感染源接触，尤其是病毒性感染，如感冒、流感等。勤洗手，避免人群密集的场所，减少感染的风险。

（3）饮食卫生：避免食用未熟透的食物，特别是生肉、生蛋、生鱼等。保持食物和饮水的卫生，减少食源性感染的风险。

（4）保持个人卫生：患者应保持身体的清洁，勤换洗衣物，保持良好的口腔卫生，以减少细菌进入体内的机会。

（5）避免刺激：避免使用激烈的护肤产品，避免刺激性强的药物，以减少对皮肤和黏膜的刺激。

（6）遵循医生建议：患者应按照医生的建议和处方用药，不要随意更改药物剂量或停止用药。如果白细胞减少较为严重，医生可能会采取相应的治疗措施，如给予白细胞生长因子。

（7）适度锻炼：适度的体育锻炼有助于保持免疫系统的活力，但应在医生的建议下进行，并避免过度疲劳。

275. 化疗中出现血小板减少应如何处理？应注意哪些问题？

血小板减少也是化疗过程中常见的副作用之一，可能增加患者出血的风险。以下是处理血小板减少的一些建议。

（1）定期检查：在化疗期间，医生通常会监测患者的血小板计数。定期检查有助于及时发现血小板减少并采取必要的措施。

（2）避免外伤：血小板减少可能导致出血倾向，因此患者应避免剧烈的体育活动、运动或其他可能导致外伤的活动。

（3）使用软质牙刷：为了避免口腔出血，患者在刷牙时可以使用软质牙刷，减少对牙龈的刺激。

（4）避免服用非甾体抗炎药：如阿司匹林和布洛芬可能增加出血风险，因此在血小板减少期间应避免使用这类药物。

（5）避免使用有创治疗：避免进行需要穿刺等治疗，以减少出血风险，例如注射、导尿等。

（6）避免便秘：保持软便，减少用力排便的需求，因为这可能导致痔疮和直肠出血。

（7）监测症状：患者需要密切关注出血的症状，如鼻血、牙龈出血、皮下淤血等，及时报告给医生。

（8）遵循医生建议：患者需要遵循医生的建议，并按照医嘱使用必要的药物，可能包括补充血小板的治疗。

276. 化疗中出现贫血应该如何处理？应注意哪些问题？

贫血是化疗过程中常见的副作用，可能导致疲劳、气促、心悸等症状。以下是处理贫血的一些建议，同时也需要注意一些相关问题。

（1）铁剂补充：如果贫血与缺铁有关，医生可能会建议使用口服或静脉注射铁剂来补充铁元素。但需在医生的指导下使用，因为并非所有的贫血都是由缺铁引起的。

（2）红细胞生长因子的使用：在一些情况下，医生可能会考虑使用红细胞生长因子，刺激红细胞的生成。

（3）调整化疗计划：如果贫血严重，医生可能会考虑调整化疗药物的剂量或计划，以减轻对造血系统的影响。

（4）营养支持：确保患者获得足够的营养，包括蛋白质、铁、维生素B_{12}和叶酸等，有助于促进红细胞的生成。

（5）休息与锻炼：患者需要保持适度的休息和锻炼。过度的活动可能加重贫血引起的疲劳感。

（6）避免引起贫血的其他因素：如远离烟草，减少饮酒，避免与贫血相关的其他潜在因素。

（7）监测症状：患者应密切关注贫血引起的症状，如疲劳、气促、心悸等，并及时报告给医生。

（8）输血治疗：在一些情况下，特别是贫血严重影响患者生活质量时，医生可能会考虑进行红细胞输血治疗。

患者在经历贫血期间应当保持良好的沟通与合作，及时向医生报告任何症状，以便医生能够制订合适的治疗计划。

277. 化疗患者为什么会掉头发？如果掉头发该怎么办？

化疗患者掉头发是因为化疗药物影响了身体内生长最旺盛的组织，发根是其中之一。化疗药物抑制了发根的生长，导致头发掉落。脱发严重的患者可以考虑以下方法应对：①心理建设。脱发是化疗的常见副作用，理解并接受这一点可以减少心理负担。②选择假发。可以购买适合自己喜好和风格的假发，让自己在外观上感到自信。③戴头巾或帽子。遮盖头部可以减少不适感，头巾、帽子等都是不错的选择。④保持头皮清洁。使用温和的洗发产品，避免刺激头皮，保持头皮清洁有助于新发的生长。

需要注意的是，随着科技的发展，一些新的治疗药物已经在改进，有望治疗后的脱发现象逐渐减轻。患者在这个过程中，不仅要关注身体的康复，也要注重心理的调适，接受身体的变化，保持积极的心态。

278. 化疗期间饮食应注意些什么？有忌口吗？

化疗期间的饮食需要注意一些问题，但并不需要过于担心忌口。一些传统的忌口观念可能是误导，实际上，化疗期间的饮食可以保持正常，只需注意以下几点：①清淡易消化。由于化疗可能引起胃肠道反应，如恶心和呕吐，建议选择清淡、易消化的食物，避免油腻、辛辣和重口味的食物。②均衡营养。保持饮食的均衡，包括蛋白质、碳水化合物、脂肪、维生素和矿物质。多摄入新鲜蔬菜和水果，选择瘦肉、禽肉和鱼类。③保持水分。化疗可能导致脱水，因此要确保足够的水分摄入。喝水、喝汤和吃水果都是保持水分的好途径。④避免传统误区。不必刻意忌口，一般食物对肿瘤患者并没有明确的影响。应该根据个体口感选择食物，避免因误解而限制了正常的饮食。⑤补充纤维。化疗可能导致便秘，摄入足够的纤维，如水果、蔬菜和全谷物食品，有助于缓解便秘问题。

279. 化疗后呕吐怎么办？

化疗后的呕吐是一种比较常见的不良反应，但现在有很多有效的药物可以帮助缓解呕吐感。在化疗前，医生通常会预防性地给患者使用一些抗呕吐药物。如果仍然出现呕吐，可以采取以下方法：①按医生建议用药。医生会根据患者的具体情况开具一些药物，有些是口服的，有些是通过静脉注射的，以缓解呕吐症状。②及时告知医生。如果呕吐持续或者药物效果不佳，患者应及时告知医生，以便调整治疗方案。③保持清淡饮食。避免油腻、辛辣和重口味的食物，选择清淡易消化的食物，有助于减轻胃肠负担。④少食多餐。分多次进食，每次摄入的食物量不要过多，避免使胃部负担过重。⑤避免刺激气味。有些患者对特定的气味敏感，可以避免接触这些刺激性气味，如厨房油烟、香水味等。

总体来说，呕吐是一种可以通过药物和调整饮食等方法缓解的不适感。患者在遇到呕吐问题时，及时与医生沟通，调整治疗方案，可以提高生活质量。

280. 化疗后粪便干燥怎么办？

化疗后出现粪便干燥是一种常见的不适感，可能是由于使用了镇吐药物。这些药物在帮助缓解恶心和呕吐的同时，有时会导致便秘和腹胀等问题。对于化疗后的便秘，可以考虑以下方法处理：①增加膳食纤维。多摄入新鲜水果、蔬菜、全谷类等富含纤维的食物，有助于增加粪便的体积，减缓肠道蠕动。②保持足够水分。多饮水可以帮助软化粪便，促进排便，建议每天喝足够的水。③规律进食。分多次进食，每次摄入适量，避免大量进食或忽略进食，有助于维持胃肠道的正常功能。④适度运动。适当的运动可以刺激肠道蠕动，促进排便，但在医生的建议下选择适合自己的运动方式。⑤药物辅助治疗。如果便秘较为严重，可以在医生的指导下使用一些通便药物，或者考虑使用开塞露等外用药物。

281. 化疗后手指和脚趾麻木怎么办?

化疗后手指和脚趾麻木是一种可能出现的不良反应,特别是在使用一些神经毒性药物时。这种情况通常表现为轻微的刺痛、麻木或刺痛感,甚至可能影响到日常生活。可以考虑以下方法处理:①调整治疗方案。医生会根据症状的严重程度和患者的个体情况,考虑是否需要调整或修订治疗方案。有时可能需要减少或停止使用引起神经毒性的药物。②使用神经营养药物。医生可能会建议使用一些相关的神经营养药物,以促进神经的恢复。③注意预防。为了避免出现严重的神经毒性,患者在接受化疗期间应注意预防措施。这可能包括定期监测神经功能,调整药物剂量,以及在必要时暂停治疗。

282. 化疗后出现口腔黏膜炎和溃疡,有什么办法可以减轻疼痛?

化疗后出现口腔黏膜炎和溃疡是一种常见的不良反应,可能让患者感到口腔不适和疼痛。以下是一些缓解疼痛的方法:①保持口腔卫生。饭后要注意漱口,确保口腔清洁,避免食物残渣在口腔中残留。②使用漱口液。一些特定的漱口液可以帮助口腔黏膜愈合。您的医生可能会建议使用含有升白药物或其他生物因子的漱口液,因为这些物质有助于促进伤口愈合。③局部麻醉药物。一些局部麻醉药物可以用于减轻口腔溃疡的疼痛,提高进食的舒适度。这需要在医生的指导下使用。④注意饮食。避免摄入过热、过辛辣、过硬的食物,选择容易嚼碎和吞咽的软食物。冷饮可能对一些人有所帮助。⑤避免刺激。尽量避免吸烟和饮酒等刺激性行为，以减少对口腔黏膜的刺激。

如果口腔问题严重，影响了正常饮食和生活，一定要及时与医生沟通。

283. 化疗后恶心，但又吐不出来怎么办？

化疗后出现恶心是一种常见的不良反应，有时候患者可能感到非常难受，而又吐不出来。以下是一些缓解这种症状的方法：①深呼吸和放松技巧。深呼吸和放松练习可以帮助缓解紧张和焦虑感，有助于减轻恶心的感觉。②少食多餐。尝试多次进食小份量的食物，有助于减轻胃部的负担，以预防出现恶心症状。③避免油腻和刺激性食物。避免油腻、辛辣、刺激性强的食物，以及可能引起不适的气味。

284. 化疗期间可以上班吗？

化疗期间是否能上班主要取决于患者的具体情况。一般来说，如果化疗反应不是很大，医生可能会允许在化疗间歇期上班。但这也要考虑患者的工作性质。如果工作是需要很大体力劳动的，最好还是避免上班，因为在化疗间歇期可能会出现骨髓抑制，导致免疫力相对较低。在这个时候，适当的休息和充足的睡眠有助于提高免疫力，同时可以降低感染的风险。如果工作强度不大，则影响不大。但患者仍需要注意休息。

285. 抗肿瘤化疗药物有哪几大类？

抗肿瘤化疗药物可以分为几大类，主要根据它们的作用机制和对细胞增殖周期的影响。

（1）第一类是细胞毒类药物，它们作用于肿瘤细胞的DNA、RNA、酶和蛋白质，导致肿瘤细胞死亡。例如氮芥、卡莫司汀、环磷酰胺等。

（2）第二类是抗代谢类药物，它们影响核酸代谢物与酶的结合反应，干扰核酸的合成，最终导致肿瘤细胞死亡。例如氟尿嘧啶、甲氨蝶呤、阿糖胞苷等。

（3）第三类是抗生素类药物，具有抗肿瘤作用，例如放线菌素D、丝裂霉素等。

（4）第四类是生物碱类药物，它们主要干扰细胞内纺锤体的形成，使细胞停留在有丝分裂中期。例如长春新碱、长春碱等。

（5）第五类是激素类药物，能够改变体内环境，影响肿瘤生长，有些还能增强机体对肿瘤的抵抗力。常见的有他莫昔芬、雌激素、黄体酮等。

（6）第六类是其他类药物，不属于以上几类，例如丙卡巴肼、羟基脲、顺铂、卡铂等。

286. 应该如何选择进口药物和国产药物？

选择进口药物和国产药物主要取决于个人的需求和情况，但需要明确的是，无论是进口药物还是国产药物，都是经过国家药品监督管理局审批的合法药物，成分相同，理论上效果应该一样。在选择时，患者可以考虑自己的经济状况和其他个人因素。有时进口药物可能价格相对较高，而国产药物可能更经济实惠。此外，患者也可以咨询医生的建议，了解具体药物的适用情况以及可能的不良反应。医生会根据患者的病情和身体状况，提供更具体的建议，帮助患者做出选择。

287. 为什么大多数化疗方案需要联合几种化疗药进行？

大多数化疗方案需要联合几种化疗药进行，主要是因为肿瘤细胞在生长过程中会经历不同的阶段，而不同的化疗药物对肿瘤细胞的不同阶段有不同的作用。通过联合使用几种化疗药物，可以更全面地攻击肿瘤细胞，提高治疗的有效性。

另外，不同的化疗药物可能会产生不同的不良反应，比如影响造血功能、引起恶心等。通过联合使用多种药物，可以分散这些不良反应，减轻患者的痛苦，而不是让某一种不良反应过于显著。

总的来说，联合使用多种化疗药物能够更全面、更有效地打击肿瘤，同时减轻患者的不良反应，这就是为什么大多数化疗方案需要联合几种化疗药物进行的原因。

288. 什么是化疗耐药？

化疗耐药是肿瘤治疗中的一个难题。化疗耐药是指患者在接受一段时间的化疗治疗后，肿瘤细胞对化疗药物逐渐失去敏感性，使得原先有效的化疗药物变得无法对肿瘤产生理想的疗效。化疗耐药是一个复杂的现象，其中涉及多种机制，包括细胞遗传变异、细胞信号通路的改变、肿瘤微环境的影响等。这一现象使得化疗变得更加具有挑战性。研究人员和临床医生正在努力深入了解耐药机制，并寻找新的治疗策略，以克服或延缓化疗耐药的发生。

289. 化疗周期是指一个星期吗？

化疗周期不是指一个星期。化疗周期是指从每次使用药物开始，经过药物的作用和随后的停药休息期，到下一次化疗再次开始用药之间的时间间隔。化疗方案的设计根据化疗药物的特性以及肿瘤细胞的生长周期来决定。一般而言，从给药的第1天开始算起，到第21天或第28天，即3～4个星期，被称为一个化疗周期。这个周期的长短会考虑到药物的不良反应和人体的恢复周期。

290. 化疗是天天做吗？

化疗的具体安排和周期会因患者的病情、肿瘤类型、化疗药物的种类及治疗方案的设计而有所不同。通常来说，化疗并不是每天进行，而是按照一定的周期安排。化疗周期通常是每3个星期为一个周期。在这个周期内，患者通常在第一天接受化疗药物，然后有一段休息期，直到下一个周期的开始。这个休息期给身体恢复的时间，也有助于减轻一些化疗的副作用。治疗的总时间长短通常取决于具体用药和医生制订的具体治疗方案，还要考虑患者的身体状况、病情严重程度以及患者对治疗的耐受性等因素。

291. 如何正确对待化疗，消除恐惧？

面对化疗，消除恐惧并正确对待是非常重要的。首先，很多人对化疗会感到害怕，因为可能会出现不良反应，比如恶心、呕吐、腹泻、脱发、肝功能损害以及白细胞下降等。有些患者可能会觉得这些反应太可怕，怀疑是否值得去尝试。实际上，化疗是目前治疗癌症的一种有效手段，它能够全身性地攻击肿瘤细胞。与手术和放疗不同，化疗可以对付全身各处的癌细胞。

如果你是肿瘤患者，不要盲目拒绝化疗，重要的是找到专业医生，按照医生的建议进行治疗。

292. 是不是化疗的不良反应越大疗效越好？

化疗的不良反应越大并不意味着疗效越好。化疗几乎都会伴随着一些不良反应，但不能单纯根据这些反应的程度来判断治疗效果。化疗的成功与否主要取决于如何平衡治疗效果和不良反应之间的关系。每个人对药物的吸收、分布、代谢、排泄都可能有差异，因此需要密切观察和监测患者的反应。

293. 怎么才能知道化疗药物是否有效？

相信每位患者在化疗前都会做一些检查，这些小检查可起着大作用。从第一次开始使用化疗方案起，大部分方案进行一段时间后会再次做一些辅助检查，如血清肿瘤标志物、CT检查等，医生会结合辅助检查和相应症状的减轻程度，综合评估化疗药物是否有效。

294. 如何评价化疗效果？

在化疗过程中，正确评价药物的有效性是十分关键的。化疗前后都会反复做血液学检查和CT检查等评价化疗疗效，医生总会用肿瘤完全缓解（CR）、肿瘤部分缓解（PR）、肿瘤稳定（SD）、肿瘤进展（PD）等医学用语来总结这段时间的治疗效果。实际上对于大多数药物治疗不敏感的肿瘤或晚期肿瘤患者，如果一味强调理论上的CR、PR，是不切实际的。医生治疗肿瘤时不但会看肿瘤大小的变化，更需要考虑到患者的生存质量、生存期的长短。很多晚期肿瘤患者通过综合治疗可以长期"带肿瘤生存"，这样的治疗疗效和实际意义不亚于CR、PR的结果。

295. 化疗多长时间可以看出疗效？

化疗的疗效往往是一个渐进的过程，而且因人而异。不同患者、不同类型的癌症以及不同的治疗方案都可能导致疗效的表现时间不同。一般而言，疗效的显现可能需要经历一些周期的化疗。通常，医生会在开始治疗后的一段时间内进行评估，以了解疗效。这个时间可以是数周到数月，具体取决于肿瘤的类型、患者的整体状况以及治疗方案的设计。

有些患者可能会在开始治疗的几周内看到一些症状的缓解，例如疼痛减轻、肿块缩小等。然而，要完全评估化疗的疗效通常需要更长的时间。

296. 什么是化疗方案？

当肿瘤专科医生给肿瘤患者实施化疗时，会针对不同的肿瘤类型、患者当时的身体状况和既往的治疗情况来选择合适的化疗方案进行治疗。化疗方案通常是一种或几种化疗药物的联合应用，以最大限度地杀伤肿瘤细胞。因此医生会考虑药物对肿瘤细胞的杀伤力、药物的毒性、对肿瘤期的影响及患者的耐受情况，从科学的化疗方案中选出最优的方案进行治疗。

297. 如何根据患者的耐受制订化疗方案？

医生在制订化疗方案时会考虑患者的耐受情况，以确保治疗既有效又不会给患者带来过多的不良反应。这个过程中，医生会问很多看似不相关的问题，比如有没有高血压、糖尿病、抽烟、喝酒，身体状况是否能够完成一些日常活动等。

这些问题的背后是为了了解患者的整体健康状况和生活习惯，因为不同的人对化疗药物的耐受程度是不同的。医生会根据这些信息，结合患者的身高和体重，计算出个体化的药物剂量，确保在治疗中既能够杀伤肿瘤细胞，又不至于对患者的身体造成过多负担。

298. 接受放化疗需要定期检测哪些指标？有什么意义？

在接受放化疗期间，肿瘤患者需要定期检测一些指标，以确保治疗的效果并监测患者的身体状况。这些指标主要包括：①血常规。患者需要定期检查血液指标，包括白细胞、红细胞和血小板的数量，以防止因为血细胞减少导致的不良反应。②肝功能。患者需要定期检查肝功能指标，如谷丙转氨酶（ALT）、谷草转氨酶（AST）等，以评估肝脏是否受到药物损伤。③肾功能。患者需要定期检查肾功能指标，包括血清肌酐和尿素氮等，以防肾脏毒性过大。

通过定期检测这些指标，医生能够了解患者的整体身体状况，及时发现并处理可能出现的不良反应。这有助于调整治疗方案，最大限度地确保治疗的有效性，同时降低患者可能面临的风险。

299. 如果多种化疗方案均无效怎么办？

如果多种化疗方案都无法达到理想效果，有几种备选方案。

（1）靶向治疗、免疫治疗等二线方案：在一线内科治疗方案无效的情况下，考虑在肿瘤专科医生的指导下尝试二线治疗方案。

（2）参加新药临床试验：可以考虑加入正在研究的新药临床试验。这些试验中通常会给患者应用尚未上市的药物，这些药物可能会起到意想不到的疗效。

（3）中医等替代治疗：一些患者可能会尝试中医等替代治疗方法。虽然这些方法的科学证据可能相对较少，但在一些情况下可能对患者的身体状况和舒适感产生积极影响。

（4）支持治疗：如果治疗无效，医生可能会转向提供对症支持治疗，关注症状的缓解和生活质量的改善。在面对无效的化疗方案时，选择下一步的治疗路径需要患者和医生共同决策，综合考虑患者的身体状况、个体差异以及可行的治疗选择，以确保采取的治疗方案符合患者的期望和生活质量的最大化。

300. 什么是生物治疗？

广义上的生物治疗包括靶向治疗、免疫治疗、细胞治疗等，是一种使用生物制剂或细胞来治疗疾病的治疗方法。目前许多靶向治疗、免疫治疗药物已广泛应用于临床中。新兴治疗方案如CAR-T、抗体偶联药物等也在临床试验中展示出一定的治疗效果。

301. 细胞免疫治疗对晚期甲状腺癌的效果怎么样？

细胞免疫治疗是一种通过提高患者免疫系统的能力来对抗肿瘤的治疗方法。具体操作是将患者的免疫细胞从血液中分离出来，通过一些方法增强它们的免疫功能，然后再将这些强化过的免疫细胞重新输回患者体内，以发挥它们对抗癌的作用。

根据目前的研究结果，不推荐将细胞免疫治疗作为晚期甲状腺癌的常规治疗方法。医生可能会考虑其他更有效的治疗选择来处理晚期甲状腺癌的情况。

302. 什么是靶向治疗？

靶向治疗是一种肿瘤治疗方法，它通过药物的方式进入体内，有选择性地瞄准肿瘤细胞分子水平上的致癌位点，对其产生作用，使得肿瘤细胞特异性地死亡，而不会对周围正常组织细胞造成不良影响。

与传统的治疗方法相比，分子靶向治疗的应用需要肿瘤细胞具有某些特定的基因突变，因此能够更精准有效的杀伤肿瘤细胞，不良反应相对要轻微些。

303. 生物靶向治疗和化学治疗是一回事吗？

不是一回事。化疗的作用就像炸弹爆炸一样，它不分敌我，对肿瘤和正常组织都有影响。因为它的杀伤范围广，所以对生长较快的组织都会产生影响，且一般会导致一些明显的不适反应。相比之下，靶向治疗更像是一枚导弹，它有精确的定位，但需要有明确的目标。在治疗之前，需要进行必要的检测，确保存在相应的靶点。靶向治疗药物的毒性相对较小，主要表现为皮肤毒性和腹泻，而且会根据不同的靶向药物有一些特殊的影响，比如影响患者的血压等。

304. 根治性甲状腺癌术后应用靶向药物是否能预防复发和转移？

对于分化型甲状腺癌而言，靶向药物不推荐用于术后复发和转移的预防。对于甲状腺未分化癌而言，如果肿瘤具有 *BRAF* 基因突变，针对性的靶向药物可以用于肿瘤的长期控制。无法手术的甲状腺髓样癌以及部分无法外科手术的碘难治的复发转移甲状腺癌，也可考虑使用络氨酸激酶抑制（TKI）类靶向药物。

（六）介 入 治 疗

305. 什么是肿瘤的介入治疗？

肿瘤的介入治疗是一种通过在体内插入导管或探头等工具，利用影像引导和局部治疗手段来治疗肿瘤的方法。这一治疗方式通常由放射学医生或介入放射科医生执行，借助影像技术，精确地将治疗器械引导到肿瘤部位，以达到治疗的目的。

介入治疗的主要目标是直接作用于肿瘤或肿瘤相关的血管，以最小创伤和高效的方式破坏或抑制肿瘤的生长。介入治疗可以应用于多种类型的肿瘤，包括实体肿瘤和血管瘤等。

306. 肿瘤的介入治疗有哪些方法？

肿瘤的介入治疗方法多种多样，选择特定方法通常取决于患者的具体病情、肿瘤的类型、位置和大小等因素。以下是一些常见的肿瘤介入治疗方法。

（1）射频消融：使用高频电流通过导电探头或电极，产生热量来灼烧肿瘤组织，以达到破坏肿瘤的目的。适用于实体肿瘤，如肝癌等。

（2）微波消融：类似于射频消融，但使用微波能量来产生热量，用于治疗肿瘤。与射频相比，微波能够更迅速地升温并穿透组织。

（3）经导管的化疗：通过插入导管将化疗药物直接输送到肿瘤部位，减少对全身的毒性，提高药物在肿瘤处的浓度。适用于一些局部难以手术的肿瘤。

（4）栓塞治疗：通过介入手术，在肿瘤的供血动脉中插入栓塞物质，堵塞肿瘤的血液供应，导致肿瘤缺血坏死。适用于肝癌等血液供应丰富的肿瘤。

（5）介入放射治疗：利用放射学的技术，通过插入放射源或粒子束直接照射肿瘤，实现肿瘤的局部治疗。

307. 甲状腺癌适合介入治疗吗？

通常情况下，治疗甲状腺癌的首选方法是手术。但是，如果患者已经到了晚期，手术难以进行，或者肿瘤侵犯到了重要的血管或器官，有时候医生可能会考虑介入治疗。介入治疗的目的是减少或治疗出血，同时延长患者的生存时间。

308. 什么是动脉栓塞术？什么是化疗栓塞术？

动脉栓塞术是一种通过导管将一种叫作栓塞剂的物质释放到身体的血管里，以引起动脉的短暂或永久性阻塞的手术。这个过程的目的是阻断血供以杀伤肿瘤。化疗栓塞术是在进行动脉栓塞术的同时，向血管内注入化疗药物的过程。也就是说，除了用栓塞剂阻塞血流，还同时利用化疗药物直接作用于病变区域，以增强治疗效果。

309. 经血管介入治疗时有哪些常用的对比剂和栓塞剂？

目前，临床常用的对比剂包括：①碘对比剂。最常用于经血管介入治疗的对比剂，通过静脉注射，使血管成像更加清晰。②磁共振对比剂。对于一些介入治疗过程，可能会选择使用磁共振成像作为引导。此时，使用的对比剂通常是基于钆元素的磁共振对比剂。

常用的栓塞剂包括：①栓塞颗粒。小颗粒状的栓塞剂可以通过导管注入肿瘤的供血动脉中，阻塞血流，导致肿瘤缺血坏死。这些颗粒的直径可以根据需要选择，包括明胶海绵颗粒、聚乙烯微珠等。②栓塞胶。一些可注射的栓塞剂以胶状形式存在，它们可以在血管内形成栓塞，减少或阻止血流，如聚乙烯醇泡沫栓塞剂等。

310. 与外科手术相比介入治疗肿瘤有哪些特点？

与外科手术相比介入治疗肿瘤具有创伤小、简便、安全、并发症少和住院时间短的特点。相对而言，其根治率、疾病复发率可能稍差。

311. 非血管性介入治疗恶性肿瘤的方法有哪些？

非血管性介入治疗恶性肿瘤的方法有很多种，主要是通过不需要切开身体血管的方式进行。以下是一些常见的非血管性介入治疗方法：①经皮注射抗肿瘤药物。通过皮肤进行穿刺，直接将抗肿瘤药物注射到肿瘤内部，以达到治疗的效果。②经皮注射无水乙醇。通过皮肤穿刺，将无水乙醇注射到肿瘤内部，这种方法可以帮助缩小肿瘤。③射频消融。射频消融通过导电探头或电极将高频电流引导到肿瘤组织中，产生高温，使肿瘤组织坏死。这种方法适用于一些实体肿瘤，如肝癌、肺癌等。④微波消融（Microwave Ablation）。类似于射频消融，微波消融使用微波能量产生高温，以灼烧和摧毁肿瘤组织。

312. 介入治疗前需要做哪些准备？

术前患者需要备皮[1]，并洗澡更换内衣裤及病号服；术前4～6小时禁食，以免术中注入药物引起呕吐导致窒息；练习床上排便，以防术后排便困难引起尿潴留。

313. 经过血管介入治疗肿瘤有哪些并发症？

尽管血管介入治疗是一种微创的治疗方法，但在处理肿瘤时，仍然可能出现一些并发症：①对比剂外溢。治疗中，注射的对比剂可能会流到血管之外，导致周围组织受到不必要的影响。②血管内膜剥离。在治疗过程中，血管内膜可能被分离，从而引起一些问题。③异位栓塞。治疗过程中，治疗物质可能误入不应该到达的地方，导致血管栓塞，影响正常血流。④血管破裂。在治疗过程中，血管可能会破裂，引起出血。⑤假性动脉瘤。血管的一部分可能因为治疗而损伤，形成假性动脉瘤，这是一种异常膨胀的血管壁。

---

1 备皮：手术前将手术部位按要求剃除体毛及清洁局部皮肤，以减少术后感染的机会。

314. 什么是肿瘤栓塞后综合征？

肿瘤栓塞后综合征指在进行肿瘤栓塞治疗后，出现一些身体的不适症状，包括恶心、呕吐、疼痛和发热。这些症状是机体对栓塞治疗后的一种自然反应，通常在栓塞后的12～96小时内自行消失。一般而言，这种综合征不需要特殊的治疗，因为它是治疗过程中的一种正常反应。

对于症状较为严重的患者，医生可能会采取一些对症治疗的方法，比如给予镇吐药物来缓解恶心和呕吐，使用镇痛药来减轻疼痛感，以及进行物理降温等处理。这些方法可以有效地缓解症状，提高患者的舒适度。

315. 经动脉栓塞术后为什么会出现发热？

经动脉栓塞术后出现发热，主要是因为在手术中使用的化疗药物或栓塞剂被注入肿瘤组织中，导致肿瘤组织发生坏死。当机体开始吸收这些坏死的组织时，就会引起一些生理反应，其中之一就是发热。

这种发热通常在手术后的1～3天内出现，体温一般会升高到38℃左右。这是机体对于手术过程中引起的组织变化的一种正常反应。通常情况下，这种发热不需要过多担心，因为它是治疗过程中的一部分。

316. 如何处理经动脉栓塞术后发热？

如果发热不太严重或者症状不太明显，通常是不需要治疗的。当体温超过38.5℃时，就需要一些措施来缓解患者的不适感。

（1）建议患者卧床休息，保持室内通风。同时给予清淡、易消化、富含热量、蛋白质和维生素的流食或半流质食物，这有助于提供足够的营养支持。

（2）鼓励患者多喝水，保持身体充足的水分。可以采用一些物理降温的方法，比如用冰敷、用温水擦洗或者酒精擦浴。

（3）如果仍然发热，医生可能会根据患者的情况建议使用一些解热镇痛药。

317. 动脉栓塞治疗后为什么会出现疼痛？

动脉栓塞治疗后出现疼痛，主要是因为治疗过程中动脉栓塞或者使用的化疗药物使得肿瘤组织经历了缺血、水肿、坏死等变化，从而引起了不同程度的暂时性疼痛。这种疼痛是介入治疗后的一种正常反应。

318. 什么是能量消融治疗？

能量消融治疗就是利用物理或化学的手段，直接对肿瘤组织进行灭活或者融解的治疗方法。这种治疗可以分为两类：一是物理消融，二是化学消融。

（1）物理消融：通过一些技术手段，比如加热或冷冻，对肿瘤组织进行处理，使得肿瘤组织凝固或者冻融坏死。在临床上已经应用的物理消融方法有冷冻消融、射频消融、高能聚焦超声、微波消融、激光消融等。

（2）化学消融：通过注射各种化学制剂或药物，比如无水乙醇、热蒸馏水以及化疗药物等，直接进入肿瘤内部，使得瘤细胞和血管内皮细胞等发生脱水、蛋白凝固等变化，最终导致肿瘤细胞变性和坏死。

319. 甲状腺癌适合能量消融治疗吗？

在一般情况下，甲状腺癌的治疗主要包括手术、核医学治疗和甲状腺激素替代治疗。能量消融治疗通常不是甲状腺癌的首选治疗方法。甲状腺癌往往需要全面的治疗方案，而能量消融主要用于一些良性的甲状腺结节或者甲状腺良性疾病的治疗。

320. 甲状腺癌能量消融目前存在哪些问题？

目前国内外甲状腺领域专家意见，均不推荐能量消融作为甲状腺癌首选手段，即便是严格筛选的低危分化型甲状腺癌。现阶段对于能否利用能量消融完全消除甲状腺癌病灶仍存在争议，同时尚无5年生存等长期证据支持能量消融长期有效性和安全性，现阶段对于未行手术切除患者，仍无法准确评估肿瘤亚型，腺体内播散情况，神经侵犯，包膜受侵等甲状腺癌的准确病情评估，且容易造成甲状腺癌病灶残留，淋巴结转移未处理等一些列问题，因此不推荐能量消融作为甲状腺乳头状癌的首选治疗手段。

321. 物理消融的禁忌证是什么？

物理消融（如射频消融、微波消融等）作为治疗手段，在一些情况下可能存在禁忌证，即不适合使用这些方法的特定病情。以下是一些常见的物理消融的禁忌证。

（1）病变距重要器官太近：如果肿瘤或病灶距离身体内的重要结构（如大血管、神经、食管等）太近，存在较高的风险，可能不适合进行物理消融。

（2）多发病灶：当存在多发性病灶时，特别是在一个器官内有多个病灶，可能需要仔细评估哪些病灶适合消融，哪些不适合。

（3）病灶超过一定尺寸：对于较大的病灶，物理消融的效果可能不如手术或其他治疗方法明显，因此可能不适用于大型病变。

（4）有出血风险：对于存在出血风险的患者，如凝血功能异常或出血倾向，物理消融可能不是首选治疗方式。

（5）无法耐受治疗过程：一些患者由于身体状况或心理原因，可能难以耐受物理消融的治疗过程。

（七）中 医 治 疗

322. 中医治疗甲状腺癌有效吗？

我国古代医学对甲状腺疾病的认知已经有两千多年的历史。在古代医学著作中，我们能找到对甲状腺肿大疾病的记载，有时候称为"瘿""瘿瘤""瘿病"。这些古老的医学理论在中医治疗甲状腺疾病方面发挥了很重要的指导作用，也促进了现代中医对甲状腺疾病的研究。

对于良性的甲状腺结节，中医中药可能对缓解和治疗有一定的效果。但是对于甲状腺癌，目前主要的治疗方法还是手术。中医中药在这方面通常被视为辅助治疗的手段，而不是主要的疗法。

323. 中药中有抗癌药物吗？

在中医治疗肿瘤时，常用的中药有很多种，包括一些扶正固本、清热凉血、理气解郁、化痰散结、活血化瘀，甚至以毒攻毒等类别。按照中医传统理论和中药学知识的角度，没有特别专门的"抗癌"中药。

中医药在治疗癌症方面的作用是辅助的，不能替代手术、化疗、放疗等现代医学的手段。

324. 中医药和放化疗能同时使用吗？

中医药是可以和放化疗同时使用的。一些中医药可以起到改善放化疗的并发症与不良反应的效果。但必须要注意的是，使用中医药前一定要对使用的禁忌证有充分的了解，不要因为中医药的使用影响放化疗的进行。

（八）癌痛治疗

325. 什么是癌性疼痛？疼痛分几级？

癌性疼痛是由于肿瘤在局部或转移部位对神经纤维的侵犯或压迫所引起的疼痛感觉。这种疼痛的感觉和范围取决于肿瘤生长的位置以及对周围神经的影响程度。

为了能够更准确地评估疼痛的程度、选择适当的疼痛缓解药物并评价治疗效果，医学上采用了多种评估标准。以下是3种广泛使用的疼痛评估方法。

（1）数字评分法（NRS）：使用数字量表评估疼痛程度，数字从1～10，分别表示轻度疼痛（1～3），中度疼痛（4～6）和重度疼痛（7～10）。

（2）面部表情疼痛评分量表法：适用于难以表达疼痛的患者，如儿童、老年人，或有语言差异的患者。通过观察患者的面部表情来评估疼痛程度。

（3）主诉疼痛程度分级法（VRS）：根据患者对疼痛的描述，将疼痛程度分为轻度、中度和重度。轻度疼痛可忍受，生活正常，睡眠无干扰；中度疼痛明显，不能忍受，需服用疼痛缓解药物，睡眠受干扰；重度疼痛剧烈，不能忍受，需使用强效疼痛缓解药物，睡眠受严重干扰，可能伴随自主神经紊乱或被动体位。

这些评估方法有助于医生更全面地了解患者的疼痛状况，制订有效的疼痛管理方案。

326. 疼痛程度分为几级？每级的标准是什么？

疼痛程度的评估通常使用疼痛强度等级，最常见的是使用0～10的数字评分。这被称为疼痛强度数字评分（Numerical Rating Scale，NRS）或疼痛强度视觉模拟评分（Visual Analog Scale，VAS）。以下是常见的疼痛强度分级。

（1）0级：无疼痛，即没有疼痛感。

（2）1～3级：轻度疼痛。疼痛感轻微，可以接受。

（3）4～6级：中度疼痛。中度疼痛可能显著影响患者的正常活动，但通常仍然可以忍受。

（4）7～9级：重度疼痛。重度疼痛可能导致患者难以忍受，严重干扰日常活动。

（5）10级：最强烈的疼痛。疼痛感极其强烈，通常被描述为无法忍受。

327. 甲状腺癌晚期疼痛吗？

甲状腺癌晚期肿瘤会侵犯周围血管，出现骨转移等情况，此时都会出现顽固的、难以缓解的癌性疼痛。

328. 如何向医生描述疼痛？

向医生准确描述疼痛是非常重要的，这有助于医生更好地了解疼痛的性质、原因和可能的治疗方案。以下是一些关键的描述要点。

（1）疼痛的部位：描述疼痛出现的具体部位，是在身体的哪个区域感受到的？是否有放射到其他部位的感觉？

（2）疼痛的特点：是持续性的还是间歇性的？是否有脉冲感、刺痛感、胀痛感或其他感觉？有没有触发因素，比如特定的活动或时间？

（3）疼痛的强度：使用简单的评估工具，比如数字评分法（0～10）描述疼痛的强度。是轻微的、中度的、剧烈的，还是无法忍受的？

（4）疼痛的时间：描述疼痛出现的时间，是持续存在还是在某个时间段内发作？有没有规律性，比如每天的某个时段或特定情境下？

（5）疼痛的影响：疼痛对生活的影响有多大？是否影响了工作、睡眠、饮食或其他日常活动？

（6）疼痛的缓解和加剧：描述一下什么能够让疼痛减轻，什么可能使疼痛变得更加严重？

（7）其他症状：除了疼痛，是否伴随其他不适感，比如恶心、头痛、眩晕等？

清晰、详细的描述有助于医生更好地理解问题，提高诊断和治疗的准确性。

329. 癌症患者感到疼痛有哪些原因？

癌症患者感到疼痛的原因可以分为三大类。

（1）癌症本身的原因：癌症可以让人感到疼痛的原因有很多。一种常见的情况是癌细胞转移到骨头，这可能导致骨骼疼痛。有时候，肿瘤可能直接挤压或侵犯到周围的血管或神经，导致疼痛。

（2）与肿瘤相关的其他因素：有时候，癌症本身带来的问题也可能导致疼痛。例如，如果癌症引起了感染，或者肿瘤阻塞了肠道，这些都可能导致疼痛感。另外，肿瘤在生长的过程中也可能破裂出血，引起疼痛。

（3）诊治癌症过程中的疼痛：癌症治疗的过程中，包括手术、放疗、化疗等，都可能带来疼痛。这是因为这些治疗方法可能对身体造成一些损伤，导致疼痛感。比如手术后的切口疼痛，放疗和化疗对正常细胞的损害也可能引起疼痛。

330. 疼痛有哪些伴随症状？

了解疼痛的伴随症状有助于患者及家属正确认识疼痛给患者带来的危害，及时正确治疗疼痛。通常疼痛的伴随症状有以下3个方面。

（1）生理性症状：严重疼痛会导致患者出现恶心、呕吐、心悸、头晕、四肢发冷、出冷汗、血压下降甚至休克。慢性疼痛会引起患者失眠、便秘、食欲差，肢体活动受限等。

（2）心理变化：顽固性及恶性疼痛会使患者感到忧郁、恐惧、焦躁不安、易怒、绝望等。

（3）行为异常：多见于慢性疼痛的患者。不停地叙说疼痛的体验及其影响；不断抚摸疼痛部位，甚至以暴力捶打；坐卧不安、尖叫呻吟、伤人、毁物等。

331. 治疗癌痛三阶梯镇痛方案是什么？

治疗癌痛采用的是一种被称为"三阶梯镇痛方案"的方法，简单来说就是分3个步骤来进行。

（1）第一阶梯：医生通常首先会使用非阿片类药物来缓解疼痛。有时候可能会添加一些辅助药物，具体根据患者的情况来决定是否需要。

（2）第二阶梯：如果疼痛持续或加剧，医生会在非阿片类药物的基础上加入弱阿片类药物，同时继续使用辅助药物。这一步的目的是更有效地控制疼痛。

（3）第三阶梯：如果前两个阶梯的治疗依然无法满足患者的需求，医生可能会采用更强效的阿片类药物，同时继续使用非阿片类药物和辅助药物，直到患者达到完全的疼痛缓解。

总体而言，这个三阶梯的方案旨在根据疼痛的程度逐步加强治疗，确保患者在治疗过程中能够得到最合适的药物组合，提高生活质量。

332. 三阶梯镇痛方案的基本原则是什么？

三阶梯镇痛方案的基本原则可以简单总结为以下5点。

（1）按阶梯用药：根据患者的疼痛程度选择相应阶梯的药物。如果患者疼痛较重，可以直接使用更高阶梯的药物。每个阶梯的药物有其镇痛效果的极限，如果前面的药物无法控制疼痛，可以逐步转向更高阶梯的药物。

（2）无创用药：尽量选择无创的方式给药，比如口服或透皮贴剂。这样方便患者接受，也减少了产生成瘾性和依赖性的风险。

（3）按时用药：严格按照规定的时间间隔给药，而不是等到患者感到疼痛时才进行给药。这有助于维持持续的镇痛效果。

（4）用药个体化：不同患者对药物的敏感度存在差异，因此需要个体化的用药方案。根据患者的疼痛缓解情况调整用药剂量，确保达到最佳的疼痛控制效果。

（5）注意具体细节：在给药过程中要密切监护患者，观察其反应，确保患者在获得最佳镇痛效果的同时，发生最小的不良反应。

这些原则旨在为患者提供最有效、个性化的镇痛治疗，以提高生活质量。

333. 三阶梯镇痛方案有哪些常用镇痛药？

（1）第一阶梯：非甾体抗炎药如布洛芬、阿司匹林等，可用于缓解轻度到中度的疼痛，但对抗炎作用较弱。

（2）第二阶梯：轻度阿片类药物如可待因、曲马多等。

（3）第三阶梯：强效阿片类药物如吗啡、氧可酮、芬太尼等。

334. 什么是药物的耐药性？镇痛药也能产生耐药性吗？

耐药性，又称抗药性，指微生物、寄生虫或肿瘤细胞在多次接触药物后，对药物的敏感性逐渐下降，甚至完全消失。这会导致药物对耐药微生物、寄生虫或肿瘤细胞的治疗效果降低或失效。

对于镇痛药物，同样存在可能产生耐药性的情况。当镇痛药物被反复使用时，人体可能逐渐适应药物，导致镇痛效果下降，作用时间缩短。在一些情况下，为了维持良好的镇痛效果，可能需要逐渐增加药物的剂量。

因此，医生在治疗疼痛时通常会谨慎选择药物，根据患者的具体情况和疼痛程度，制订合理的用药方案，以最大限度地减少药物耐药性的发生。患者在使用药物时应按照医生的建议用药，避免滥用或不当使用，以维持药物的疗效。

335. 什么是药物的依赖性？镇痛药会产生依赖性吗？

药物依赖性指在长期使用某种药物后，机体对药物产生了适应性，导致停止使用时出现戒断症状或无法正常生活和工作。药物依赖性与药物的种类、剂量、使用频率以及个体生理和心理因素有关。

镇痛药物，特别是阿片类药物，是一类常引起依赖性的药物。虽然这些药物可以有效缓解疼痛，但由于其作用于中枢神经系统的机制，长期使用可能导致生理和心理的适应性，形成药物依赖。

药物依赖性的主要特征包括以下5点。

（1）耐受性：患者需要逐渐增加药物剂量才能达到相同的治疗效果。

（2）戒断症状：在停止或减少药物使用时，患者可能经历一系列不适和戒断症状，如焦虑、肌肉痛、失眠等。

（3）强迫性寻求药物：患者可能出现强烈的欲望和寻求行为，以获取药物。

（4）控制失常：患者可能无法自我控制药物使用，超过了医生建议的剂量和频率。

（5）生活受损：药物依赖可能影响患者的社交、职业和家庭生活，导致生活质量下降。

336. 什么是阿片类镇痛药？

阿片类镇痛药是一类能够影响中枢神经系统，通过作用于体内的阿片受体来减轻或缓解疼痛的药物。这些药物对其他感觉没有很大的影响，并能够保持患者清醒。阿片类镇痛药具有强效的镇痛作用，同时能够减轻因疼痛而引起的情绪反应。

337. 什么是非阿片类镇痛药？

非阿片类镇痛药是一类不通过激动体内阿片受体而产生镇痛效果的药物。这类药物按照其作用机制主要可以分为两类。

（1）非甾体类抗炎镇痛药：这些药物具有解热、镇痛的效果，同时很多还具有消炎、抗风湿以及抑制血小板聚集的作用。包括吲哚美辛、对乙酰氨基酚、布洛芬、萘普生、塞来昔布（西乐葆）等。

（2）非阿片类中枢性镇痛药：这类药物作用于中枢神经系统，影响痛觉传递，从而产生镇痛效果，如曲马多等。

338. 长期用阿片类镇痛药会成瘾吗？

长期使用阿片类镇痛药是否导致成瘾一直是患者和医生关注的问题。实际上，对于癌痛患者，世界卫生组织已经不再使用"成瘾性"这个术语，而是使用更准确的"药物依赖性"。

在使用阿片类药物治疗癌痛时，患者可能会出现躯体依赖性，这并不等同于成瘾性。躯体依赖性意味着患者可能在长期使用阿片类药物后对药物产生一定的生理依赖，如果突然中断用药，可能会出现一系列不舒服的戒断症状，比如流涕、流泪、打哈欠、出汗、腹泻、失眠、焦虑等。

在治疗中，医生通常会采用规范的用药方法，比如使用阿片类药物的控释或缓释制剂[1]，口服或透皮给药[2]，按时用药等，以确保患者能够获得理想的镇痛效果，并最大限度地减少药物依赖性的风险。

339. 癌痛应该从什么时候开始镇痛治疗？

癌痛治疗的原则是"疼痛一出现，治疗就要开始"，不必忍受疼痛的折磨。这是因为疼痛会极大地影响患者的生活质量，使得他们无法正常入睡、工作、娱乐，有些人还可能出现心理问题，比如抑郁、焦虑等。

及早开始镇痛治疗有很多好处。在癌痛尚未恶化的早期，及时、按时用药相对容易控制，需要的镇痛药强度和剂量也较低。这不仅有助于缓解疼痛，还可以避免因治疗不及时最终演变成难治性疼痛，提高患者的生活质量。

340. 非阿片类药物吃了不管用，多吃点就行了吗？

非阿片类药物并非剂量越多疗效越好，也不是可以随意多吃

---

1 缓释制剂：指口服后能够按照要求缓慢地非恒速释放药物，与相应的普通制剂比较，给药频率至少减少一半或有所减少，且能显著增加患者的顺应性或疗效的制剂。
2 透皮给药：指将药物涂抹或敷贴于皮肤表面，并通过皮肤吸收药物的一种给药方法。

的。有些人误以为非阿片类药物相对安全，可以多吃点，但这是一个误区。

事实上，非阿片类药物的疗效与用量并不成正比。当达到一定剂量水平时，增加用药剂量并不能增加镇痛效果，反而会增加药物的不良反应。

因此，正确使用阿片类药物在很多情况下更为安全，关键在于在医生的建议下进行个体化用药，以减少潜在的不良反应风险。

341. 阿片类药物是治疗癌痛的首选吗？

阿片类药物是治疗癌痛的首选。它们是最古老、最有效的镇痛药物之一。世界卫生组织强调，在所有的癌痛治疗方法中，阿片类镇痛药是不可或缺的。这是因为阿片类药物有以下3个显著的特点。

（1）镇痛作用强：阿片类药物的镇痛效果明显优于其他非阿片类药物。

（2）长期用药无器官毒性：阿片类药物对胃肠、肝、肾等器官没有毒性作用，因此可以相对安全地进行长期使用。

（3）无天花板效应：阿片类药物在应对癌痛加重或治疗效果不佳时，可以通过增加药物剂量来提高治疗效果，而且没有明确的最高用药限制。

342. 阿片类药物的不良反应有哪些？出现后应立即停药吗？

阿片类药物常见的不良反应主要有便秘、恶心、呕吐、眩晕、尿潴留、皮肤瘙痒、嗜睡、过度镇静、躯体和精神依赖、阿片过量和中毒、精神错乱及中枢神经不良反应。其中，便秘是最常见的，发生率高达90%。其他不良反应一般在用药初期出现，数天后患者通常逐渐适应或这些反应会自行减轻。

对于便秘，可以采用对症治疗，而不必停药。其他少见和罕见的不良反应，如果在医生的正确指导下用药，通常可以减少或避免发生。因此，患者不必过于担心阿片类药物会引起严重的不良反应，不需要立即停药。

343. 害怕增加阿片类药物剂量，部分疼痛缓解就可以凑合了？

有些患者因为担心药物成瘾而不敢增加阿片类药物的剂量，导致用药剂量不足。这样会使疼痛无法得到充分缓解，长期下去，疼痛可能会变得更加剧烈，形成难以治疗的神经病理性疼痛，进而形成一种恶性循环。

对于癌症患者来说，疼痛治疗的主要目标是根据患者的具体情况，合理并有计划地使用有效的镇痛治疗手段，以最大限度减轻癌痛症状。

344. 一旦使用阿片类药就不能停止，需要终身用药吗？

一旦使用阿片类镇痛药并不意味着需要终身使用。对于一些癌痛患者，当肿瘤得到有效控制、疼痛显著减轻，通过化疗、放疗、手术或其他抗肿瘤治疗后，可以考虑是否停止使用镇痛药。

事实上，如果疼痛得到了满意的控制，患者是可以安全地停止使用阿片类镇痛药的。

345. 长期服用阿片类药物的患者有最大剂量的限制吗？

长期使用阿片类药物的患者在剂量上是有限制的。虽然阿片类药物是目前效果最强的镇痛药物，但并不是说可以一直随意增加剂量。事实上，每个人对阿片类药物的耐受性是不同的，而且过量使用可能导致严重的不良反应，甚至危及生命。

在医学上，通常会根据个体患者的情况来确定最佳剂量，即在能够有效缓解疼痛的同时，最小化不良反应的剂量。剂量并非越大越好，而是要在治疗需要的范围内找到一个平衡点。

346. 两个长效阿片类药物能否联合使用？

联合使用两个长效阿片类药物通常是不推荐的，并且阿片类药物需要在严密监测下使用，只有在专业医生的指导下才能考虑。

347. 口服阿片类控释片控制疼痛趋于稳定，但有时会出现突发性疼痛怎么办？

口服阿片类控释片通常能够稳定地控制慢性疼痛，但有时会出现突发性疼痛，也就是所谓的暴发性癌痛。暴发性癌痛是指在已经相对稳定地控制慢性疼痛的基础上，突然发生的强烈疼痛。

这种疼痛可能是无规律的、突然发作的、持续时间短暂的、瞬间疼痛加剧的情况。有时候，暴发性癌痛的强度可能超过患者平时已经控制住的慢性疼痛水平。暴发性癌痛可能与原来的疼痛一致，也可能感觉完全不同。

由于暴发性癌痛可能影响患者的情绪和日常生活，及时治疗就显得非常重要。患者应该告诉医生有关暴发性癌痛的情况，而不是因为疼痛持续时间短而选择忍受。目前，治疗暴发性癌痛的主要方法是在医生的指导下使用合适的药物，通常是控释或速释型的阿片类药物。根据暴发性癌痛的原因，医生可能还会合理应用一些辅助药物等来进行治疗。所以，患者在面对暴发性癌痛时，要积极与医生合作，确保得到及时有效的治疗。

348. 哌替啶（杜冷丁）是最安全有效的镇痛药吗？

哌替啶（杜冷丁）并不是最安全有效的镇痛药。有些患者可能认为："我很疼，吃其他药没效，我要用杜冷丁。"这种看法是错误的。事实上，世界卫生组织已经不再推荐将哌替啶用于癌痛患者的镇痛治疗。

哌替啶的镇痛效果仅为吗啡的十分之一，而且它在体内代谢产物可能对神经和肾脏有潜在毒性。此外，哌替啶口服吸收效果不佳，通常需要通过肌内注射给药。然而，肌内注射可能导致硬结和新的疼痛感，因此不适合用于慢性癌痛的治疗。

349. 癌痛患者在接受其他抗肿瘤治疗的同时可以使用镇痛药吗？

许多癌症患者在进行化疗、放疗、手术治疗或其他抗肿瘤治疗的过程中出现疼痛，这些患者通常会担心镇痛药会影响抗肿瘤疗效而尽量忍受疼痛。目前研究显示镇痛药对其他抗肿瘤药没有不良影响，良好的镇痛可以有助于患者顺利完成其他抗肿瘤治疗。

350. 特殊原因导致的癌痛怎么办？

对于由特殊原因导致的癌痛，需要综合考虑。有些癌症晚期患者可能因为肿瘤的进一步恶化而出现一些特殊情况，比如脑转移、骨转移、硬膜外脊髓压迫症、肠梗阻、感染性疼痛等。

在处理这些情况时，不仅需要进行镇痛治疗来缓解疼痛，还应该根据具体情况对原发病变进行因果治疗或对症治疗。

351. 癌痛患者如果合并神经病理性疼痛怎么办？

神经病理性疼痛是由于神经系统的异常激活或损伤引起的疼痛，常见于一些慢性病情，包括癌症。对于癌痛患者合并神经病理性疼痛，综合治疗的策略可能包括以下5个方面。

（1）镇痛药物管理：在合并神经病理性疼痛的情况下，阿片类药物仍然是主要的镇痛药物。医生可能会调整剂量，根据患者的疼痛程度和个体差异进行个性化的治疗。

（2）物理疗法：神经阻滞和神经射频治疗等介入性治疗方法可通过阻断或调控神经信号的传递来缓解神经病理性疼痛。

（3）心理治疗和康复：心理治疗、认知行为疗法等方法可以帮助患者应对疼痛，缓解焦虑和抑郁。

（4）物理治疗：物理治疗可以通过改善身体功能和姿势，减轻疼痛。

（5）药物联合治疗：在合并神经病理性疼痛时，可以采用多途径治疗，综合应用不同类别的药物，以取得更好的效果。

352. 治疗癌痛除口服镇痛药外，还有哪些方法？

癌痛的原因多样，性质复杂，所以癌痛的综合治疗也显得很重要。目前，癌痛治疗中应用的方法很多，除口服镇痛药治疗外，还有神经阻滞治疗、物理疗法、心理治疗、放射治疗等。

353. 癌痛患者进行心理治疗有意义吗？

癌痛患者进行心理治疗是有很大意义的。因为癌痛是一种顽固而持续存在的症状，比其他症状更容易让患者产生心理和精神上的问题，例如抑郁、焦虑等不良情绪，这些情绪会显著加重疼痛的感受和体验。

为了更全面地控制癌痛，越来越多的人开始关注引入心理和精神治疗。心理治疗通过宣传教育、医患交流等方式，让患者了解更多关于疼痛的知识。同时可采用一些方法，如转移注意力、放松训练、精神治疗等，引导患者正确看待身体的感觉和现实，纠正错误认知，改善或重建对现实问题的看法和认识，改变身体对疼痛的反应。

这些心理治疗方法可以增强患者的治疗信心，帮助他们更好地应对癌痛。心理治疗在控制癌痛的过程中起到了很好的辅助作用，有助于提升患者的生活质量。所以，心理治疗不仅是对疼痛的一种辅助手段，也关乎患者的心理健康，使整个治疗更为全面。

（九）输血相关问题

354. 甲状腺手术出血多吗？手术中需要输血吗？

手术中是否需要输血要根据具体情况来看。输血是一种治疗手段，通常在术中，如果患者失血量符合输血的标准，就可以适量地补充血液。

具体到甲状腺手术，出血问题因手术复杂度而异。甲状腺是人体血液供应最丰富的器官，血流量相当大，比脑、肾的血流量还要多。所以，甲状腺手术容易有出血的情况。

不过，医生在进行甲状腺手术时会先仔细了解甲状腺的血管分布，而且在手术开始时会先阻断甲状腺的血管，这样可以有效地减少手术中的出血。因此，一般情况下，甲状腺手术出血并不多，通常不需要输血。

355. 输亲属的血是否更安全？

输亲属的血并不一定更安全。虽然在电视剧中常常演绎亲属之间相互输血的情节，但实际上，医学上有一个常识就是直系亲属之间不宜相互输血。

国家的相关规定也强调，为了确保公民在临床急救用血的时候有足够的血液供应，鼓励患者在择期手术前自身储备血液，并动员家庭、亲友、单位及社会互助献血。

然而，亲友互助献血后，并不会直接将血液用于直系亲属。这是因为在医学上发现，直系亲属之间进行输血后可能存在较大的风险，比如发生移植物抗宿主病的危险性更高。此外，即便亲人平时看起来很健康，也不能确保他们没有潜在的健康问题。一些病症可能存在潜伏期，肉眼无法判断。

因此，医生通常建议患者在输血治疗时尽量避免使用亲属供者的血液，而是可以由血液中心进行调剂使用。这样可以更好地确保输血的安全性和有效性。

356. 什么是全血？

全血是一种血液制剂，它是通过一种特殊的方式从符合条件的献血者体内采集一定量的外周静脉血，然后将这个血液与一定量的保养液混合而成的。

这个保养液是一种含有枸橼酸盐、磷酸盐、葡萄糖和腺嘌呤等成分的溶液。这些成分有助于血液的保存和稳定。全血可以用于治疗一些需要增加血容量或补充血液成分的患者。

357. 什么是成分血？

成分血是指通过将采集到的全血分离成不同的成分，分别提取其中的红细胞、血小板、血浆等各种成分，以满足特定治疗需求的一种血液制品。

在采集到全血后，医生可以使用离心机等分离设备，将全血分为不同的部分，包括红细胞悬液、血小板悬液以及血浆。这些分离出来的成分可以根据患者的具体需要进行单独使用。

成分血的好处在于可以更灵活地应对不同患者的需求，确保他们得到最有效的治疗。同时，一个献血者的捐赠可以帮助多个患者，因为血液分离后的各个成分可以分别用于不同的病患。

358. 全血和成分输血的疗效哪种更好？

成分输血在很多方面都更好。简单地说，成分输血就是从供血者采集的血液中分离出不同的成分，根据患者的实际需要分别输入相关的血液成分。这种方式在治疗上有很多优势，相比之下，全血的使用已经很少见了。

首先，成分输血可以更精准地治疗患者。我们可以根据患者的具体病情，选择性地输注所缺成分，比如贫血患者可以输注红细胞，而血小板减少的患者可以输注血小板。这样可以提高治疗效果。

其次，成分输血的副作用更小。因为成分输血减少了输血传染疾病的机会，对患者来说更安全。

最后，成分输血也更方便保存和运输。不同的血液成分有不同的保存条件，采用成分输血可以更灵活地满足这些条件，比如新鲜冰冻血浆可以保存1年，而血小板只能保存5天。

359. 临床常用的红细胞成分血有哪些？

临床上常用的红细胞成分血主要有3种：悬浮红细胞、去白细胞悬浮红细胞以及洗涤红细胞。

（1）悬浮红细胞：这种血液成分的优点是保存期长，而且输注时流动性较好，有助于顺利输血。

（2）去白细胞悬浮红细胞：这种成分适用于那些因为输血而产生白细胞抗体，导致发热等输血不良反应的患者。去除白细胞可以减少这些反应的发生。

（3）洗涤红细胞：这种成分适用于对血浆蛋白过敏、输血后可能发生发热反应，或者自身免疫性溶血的贫血患者。洗涤红细胞经过处理，可以减少一些对患者可能产生不良反应的成分，更适合这些特殊情况的患者。

360. 什么是新鲜冰冻血浆？

新鲜冰冻血浆是将采集后储存于冷藏环境中的全血，在一定时间内分离出血浆并迅速冷冻成固态的血液制品。最好在6～8小时内完成这个过程（具体时间可能因使用的保养液而略有差异），但总体不超过18小时。

这样处理后的血浆保留了各种有效成分，尤其是凝血因子。因为新鲜冰冻血浆可以提供丰富的凝血因子，特别适用于需要补充不稳定凝血因子的情况。

361. 血型检测有哪些常见结果？

血型检测是一种用来确定一个人血液中特定抗原的测试。主要的血型系统有很多，其中ABO和Rh是最常见和最重要的两个。

（1）ABO血型系统：通常有四种结果，分别是A型、B型、O型、AB型。这是基于红细胞上的A抗原和B抗原的存在与否来划分的。

（2）Rh血型系统：主要关注D抗原，分为Rh阳性和Rh阴性。如果你的血液中有D抗原，那么你的Rh血型就是阳性；如果没有，就是阴性。

362. 何时需要输注红细胞？

是否需要输注红细胞通常取决于患者的血红蛋白水平。血红蛋白是一种携带氧气的蛋白质，其水平反映了血液的含氧能力。在贫血的情况下，血液中的血红蛋白水平降低，可能导致机体氧气供应不足。

363. 何时需要输注新鲜冰冻血浆？

新鲜冰冻血浆的主要作用为补充凝血因子，同时可扩充血容量。

364. 肿瘤患者输血有哪些风险？

目前，我国各级医疗机构为患者提供的血液已经由供血机构按国家规定采用合格试剂进行了严格的检测，但受当前科技水平的限制，仍难以避免输血所致的各种传播性疾病和不良反应，输血治疗存在一定风险，主要包括以下情况：①溶血反应；②非溶血性发热反应；③过敏反应；④感染病毒性肝炎、艾滋病、梅毒等；⑤感染巨细胞病毒、EB病毒，疟疾等；⑥输血相关移植物抗宿主病；⑦输血相关急性肺损伤；⑧循环负荷过重；⑨血液输注无效等。

365. 肿瘤患者输血会促进肿瘤的复发吗？

关于输血是否会促进肿瘤复发的问题，目前科学研究结果尚无一致的定论，不同研究可能得出不同的结论。以往一些研究发现输血会促进肿瘤复发，降低肿瘤患者的长期生存率。这可能与免疫系统抑制、促进炎症反应相关。明确的结论有待未来更多的研究发现。

366. 什么是自身输血？

自身输血就是在需要输血的情况下，用患者自己的血液来替代，包括以下3种方式。

（1）贮存式自身输血：在手术前一段时间，医生会提前采集患者自己的血液并保存起来。然后在手术期间需要时，将这个保存的血液输给患者。

（2）等容性血液稀释：在麻醉后、手术开始前，医生会抽取一定量的患者自身血液保存备用。然后通过输入一些替代液体（如盐水），将患者的血液适度稀释。这样可以减少手术中失去的有形成分，然后根据手术中失血的情况，将稀释后的自身血液输回患者体内。

（3）回收式自身输血：使用血液回收装置，将患者体内积聚的血液、手术中失血以及术后引流的血液进行回收。经过一系列处理，包括抗凝、滤过、洗涤等，然后再将处理好的血液回输给患者。这种方法需要使用合格的设备，而且处理后的血液必须符合一定的质量标准。

（十）营　养

367. 营养和食物是一回事吗？

营养和食物不是一回事，它们之间有着一些区别。

营养是一个过程，这个过程包括了机体摄取、消化、吸收、代谢和利用食物或营养素，以维持生命活动。简单地说，营养是人体利用食物中的各种成分，通过一系列复杂的步骤，使身体能够正常运作和维持生命。

食物是物质，食物是维持人体生命和机体活动的最基本物质条件之一。食物包括我们吃的一切，如水果、蔬菜、肉类、谷物等。这些食物中含有各种各样的营养成分，例如蛋白质、碳水化合物、脂肪、维生素和矿物质，这些成分是营养的来源。

368. 什么是膳食？

膳食就是我们日常吃的饭菜。简单地说，吃饭就是进行膳食。

而在医学上，根据不同疾病的病理和生理需要，我们可能需要调整各类食物的烹调方式或者改变它们的质地，以适应身体的特殊需求。这种调整后的饮食，就叫作膳食。不过，尽管膳食的形式有所改变，膳食中的营养素含量一般是不变的，还是能够提供身体所需的各种养分。

369. 如何平衡膳食?

饮食平衡是维持人体健康的最基本物质条件之一。这要求：①充足的热能，维持正常的生理功能及活动；②足够的蛋白质，维持生长发育、组织修补更新及维持正常的生理功能；③适量的脂肪，提供不饱和脂肪酸特别是必需脂肪酸，同时可促进脂溶性维生素吸收；④充足的无机盐、维生素，满足生长发育和调节生理功能的需要；⑤适量的膳食纤维，助于肠道蠕动和正常排泄，减少肠内有害物质的存留；⑥充足的水分，维持体内各种生理过程的正常进行。

370. 有哪些常规膳食?

常规膳食包括普食、软食、半流食、流食等。

371. 如何配制普食?

配制普食就是按照一般人日常吃的饭菜的方式，每天三餐正常进食。这种饮食适用于没有特殊限制的人，比如体温正常或接近正常、没有消化问题，或者是正在康复的人。

在配制普食时，有一些基本的原则要注意。

（1）摄入足够的能量和营养素：饮食应该提供足够的热量和各种营养素，以满足身体每天所需的标准。

（2）蛋白质要足够：优质蛋白应占总蛋白质供给的40%以上。优质蛋白通常来自于肉类、鱼类、蛋类、豆类等。这有助于维持身体的正常功能和修复。

（3）食物多样化：普食的食物种类应该多样化，不要只吃某一类食物。这样可以确保各种营养素的摄入平衡，对身体更有益。

（4）合理分配餐量：不同餐次的食物分配比例要合理。通常，早餐占总摄入的25%～30%，中餐占30%～40%，晚餐占30%～40%。这样的分配有助于保持身体的能量平衡。

372. 如何配制软食？

配制软食就是选择那些质地软、容易嚼碎、比较容易消化的食物，适用于一些消化吸收能力较弱的人，比如年长者、幼儿，或者一些肠胃手术后的患者。配制软食时，要注意食物质地一定要软，同时保证足够的热量摄入。此外，食物中的植物纤维和动物肌纤维要切碎、煮烂，这样更容易消化吸收。

373. 如何配制半流质饮食？

配制半流质饮食就是选择那些比较稀软、呈半流质状态的食物，容易咀嚼和消化，适用于一些口腔、耳鼻咽喉和颈部手术后的患者，以及一些发热的患者。在配制半流质饮食时，要注意食物状态较稀软，介于软食和流质饮食之间，比如稀软的米粥、面条汤、果泥等。这有助于减轻消化系统的负担。

374. 如何配制流质饮食？

配制流质饮食就是选择那些极易消化、几乎没有渣滓，呈流体状态的食物。这种饮食适用于一些特殊情况下的患者，比如高热、病情危重，或者一些手术后需要逐渐适应进食的患者。

375. 什么是膳食宝塔？

膳食宝塔是中国营养学会提出的一种健康膳食建议，它的形象就像一个塔，分为底部、中部和顶部，代表了不同种类的食物。这个塔的底部是由五谷杂粮组成，包括大米、面粉、杂粮等，这是我们主要获取能量的来源。中部是蔬菜和水果，提供了丰富的维生素和矿物质。而塔的上部包括肉类、家禽、水产品、蛋类、豆类和奶制品，这些食物提供蛋白质和钙等营养物质。最顶部是高脂食物，包括油脂。

为了保持健康，每天摄入的食物应当按照一定的标准进行搭配。

376. 哪些食物有抗癌作用？

一些食物被认为具有抗癌作用，它们可以在我们的饮食中发挥积极的健康效果。

（1）谷类及杂粮：玉米、燕麦、米、小麦、黄豆等。这些食物富含纤维、维生素和矿物质，有助于维持身体的健康状态。

（2）蔬菜类：大蒜、洋葱、韭菜、芦笋、青葱、西蓝花、甘蓝、芥菜、萝卜、番茄、马铃薯、辣椒、甜菜、胡萝卜、芹菜、荷兰芹等。这些蔬菜富含抗氧化剂和植物化合物，有助于抵御体内的氧化应激，降低患癌风险。

（3）水果类：柳橙、橘子、苹果、猕猴桃等。水果富含维生素、抗氧化物质和纤维，有助于提高免疫力，对抗癌细胞。

（4）坚果：核桃、松子、开心果、芝麻等。这些坚果含有健康的脂肪、蛋白质和抗氧化剂，有助于维持细胞的正常功能。

总的来说，保持均衡的膳食，多摄入这些富含营养和抗氧化物质的食物，可以帮助降低患癌的风险，同时提供身体所需的各种养分。记得膳食多样化，不要过度依赖某一种食物，才能更好地维护健康。

377. 哪些食物中可能含有致癌因素？

以下是一些与致癌因素相关的食物。

（1）腌制的食品：例如腌肉、咸鱼、咸菜等，它们含有较多的二甲基亚硝酸盐，可以在人体内转化为致癌物质二甲基硝酸铵，可能导致食管癌、大肠癌等恶性肿瘤。

（2）烧烤食品：例如烤羊肉串、烤牛排等，这些食物在烧烤过程中可能沾染大量碳燃烧物，而其中的烧焦成分可能含有较多的致癌物质。

（3）熏制食品：例如熏肉、熏鱼等，这些食物制作过程中类似于烧烤，熏制使用的烟雾可能会使大量致癌物质附着于食物上。

（4）油炸食品：油炸食品在加热的过程中可能产生致癌物质，而且油炸时使用的油如果多次高温使用也可能产生致癌物质。

（5）霉变食品：含有黄曲霉菌毒素的霉变食物，这些毒素是较强的致癌物质。

378. 营养支持有什么作用？

营养支持是癌症患者综合治疗不可缺少的重要组成部分。根据疾病的病理生理特点，给患者制订各种营养支持方式，以达到辅助治疗和辅助诊断的目的。以增强机体抵抗力，促进组织恢复，改善代谢功能，纠正营养缺乏。

379. 有哪些肠外营养输注方式？

肠外营养是通过静脉途径给予患者所需的营养物质，常用于无法通过口服或肠道摄取足够营养的患者。肠外营养输注方式主要有以下两种。

（1）中心静脉导管：通过置入中心静脉导管（通常是颈内静脉、锁骨下静脉或股静脉）将高浓度、高渗透的营养液输注至大血管，以便快速进入循环系统。中心静脉导管可以长时间使用，适用于需要长期肠外营养支持的患者。

（2）外周静脉导管：通过置入外周静脉导管将相对低浓度、低渗透的营养液输注至外周静脉系统。外周静脉输注适用于需要短期或中期的肠外营养支持的患者。

380. 什么是营养素？有什么功能？

营养素是用来满足机体的正常生长发育、新陈代谢和日常活动的需要的物质。包括蛋白质、脂类、碳水化合物、维生素、矿物质、膳食纤维和水。营养素的功能是为了满足人体需要的能量，构成人体组织和器官，维持正常生长发育、新陈代谢和各种生命活动。

381. 什么是膳食纤维，有什么作用？

膳食纤维是一类存在于植物食物中的多种碳水化合物，它们在人体的消化系统中不能被酶解或吸收。主要的膳食纤维来源包括水果、蔬菜、全谷物、豆类、坚果和种子。以下是一些膳食纤维的主要作用。

（1）促进肠道健康：不可溶性膳食纤维可以吸收水分，增加粪便的体积，促使肠道蠕动，减缓便秘。可溶性膳食纤维可为益生菌提供营养，有助于维持肠道菌群的平衡，促进肠道健康。

（2）调节血糖水平：可溶性膳食纤维可以减缓食物中糖分的吸收，有助于稳定血糖水平，对糖尿病患者有一定的帮助。

（3）降低胆固醇水平：不可溶性膳食纤维可以结合肠道中的胆固醇，减少其吸收，有助于降低血液中的胆固醇水平，降低心血管疾病的风险。

（4）控制体重：膳食纤维能够在胃肠道形成胶状物，增加饱腹感，降低进食量，对于体重管理有帮助。

（5）预防结直肠癌：膳食纤维减少结肠内的有害物质在肠道内停留的时间，可能对降低结直肠癌的风险有一定作用。

382. 多吃蔬菜水果对预防癌症有益吗？

多吃蔬菜和水果对预防癌症是有益的。大量的科学研究已经表明，蔬菜和水果富含各种维生素、矿物质、抗氧化物质和膳食纤维，这些成分有助于保护身体免受慢性疾病，包括癌症的侵害。

383. 肿瘤患者需要忌口吗？

肿瘤患者是否需要忌口取决于个体情况和治疗需要。忌口的意思是因为治疗的原因，医生可能会建议患者避免吃某些食物。在肿瘤治疗中，由于目前缺乏完全有效的治疗方法，所以一些人们仍然会强调忌口。

但并不是所有的肿瘤患者都需要忌口，这需要根据患者的具体情况和病情而定。一般来说，并不是要完全戒掉某类食物，而是建议患者少吃一些、选择清淡的食物，不要吃得过多过重。

384. 哪些蔬菜、水果具有抗癌、防癌作用？

很多蔬菜和水果都含有丰富的抗氧化物质、维生素、矿物质和其他生物活性成分，这些成分被认为具有一定的抗癌和防癌作用。以下是一些被研究认为对抗癌有益的蔬菜和水果。

（1）十字花科蔬菜：西蓝花、菜花富含硫化物，具有抗氧化和抗癌作用。

（2）胡萝卜科蔬菜：胡萝卜、芹菜富含β-胡萝卜素和多种抗氧化物质，具有抗氧化和抗癌作用。

（3）番茄及其制品：番茄富含番茄红素，具有抗氧化和抗癌作用。

（4）大蒜和洋葱类：含有硫化物和类黄酮，被认为对抗癌有益。

（5）莓类水果：草莓、蓝莓等富含抗氧化物质，有助于对抗氧化应激。

（6）柑橘类水果：柠檬、橙子等富含维生素C和橙皮类黄酮，有助于提高免疫力和对抗氧化应激。

（7）石榴：富含植物化学物质和抗氧化成分，被认为对抗癌有益。

385. 肿瘤患者营养不良有哪些常见症状？如何解决？

肿瘤患者最常见症状是厌食，还有味觉迟钝、口干、吞咽困难、腹胀、便秘、腹泻、食管炎和肿瘤恶病质状态。

（1）厌食可通过心理调整和改进食物加工方法减轻症状。

（2）味觉迟钝可少量多餐，多食水果蔬菜，增加食物色泽和香味。

（3）吞咽困难者，如症状不严重，可进软食，但不要进流食，以免造成食物吸入呼吸道。症状严重者，可采用管饲或肠外营养。

（4）出现腹胀，可少食多餐，餐后多活动，避免食产气食物。

（5）便秘与食入膳食纤维少、活动量减少和使用麻醉药品有关。应多食纤维类水果蔬菜。

（6）腹泻因化疗、腹部放疗或肠道手术所致。应调整饮食，多食含纤维素食物，少食刺激性食物。

（7）恶病质是肿瘤晚期表现，应改善患者营养方式，提高生命质量。

386. 癌症预防和患癌后应如何营养？

大量研究证明，饮食与癌症密切相关。健康的饮食在一定程度上可以预防疾病的发生，包括癌症。那么对于癌症预防和患癌后如何营养，建议丰富饮食，而不是迷信某一种或几种食物，那反而会出现营养素的缺乏。

饮食原则：五谷杂粮，肉蛋奶菜，花样丰富，均衡膳食。具体参照中国营养学会推荐的膳食指南：①食物多样，谷类为主，粗细搭配；②多吃蔬菜、水果和薯类；③每天吃奶类、大豆或其制品；④常吃适量的鱼、禽、蛋和瘦肉；⑤减少烹调油，吃清淡少盐膳食。

387. 如何选择富含维生素的食物？

对于癌症预防或保健，推荐多吃新鲜蔬菜和水果。蔬菜水果中不但含有丰富的抗氧化剂，如类胡萝卜素、维生素C、维生素E等，还含有植物化学物质，包括萜类化合物、有机硫化合物、类黄酮、植物多糖等。这些植物化学物质具有抗氧化、调节免疫力、抑制肿瘤等作用。有充分证据表明蔬菜和水果能降低口腔、咽、食管、肺、胃、结直肠等癌症的发病风险。

以下是一些建议，帮助你选择富含维生素的食物。

（1）多吃五彩蔬菜：各种颜色的蔬菜通常富含不同种类的维生素。例如，橙色的胡萝卜富含β-胡萝卜素，绿叶蔬菜富含维生素K、维生素C等。

（2）增加水果摄入：各种水果也是维生素的良好来源。柑橘类水果富含维生素C，而香蕉、草莓等水果也提供其他重要的维生素。

（3）选择全谷物：全谷物（如燕麦、糙米、全麦面包）含有多种维生素，如B族维生素、维生素E、维生素K等。

（4）选择富含优质蛋白质的食物：肉类、鱼类、家禽、豆类、坚果和种子都富含优质蛋白质，同时这些食物也含有必需的维生素。

（5）选择低脂肪乳制品：低脂乳制品（如牛奶、酸奶）是维生素D、维生素B$_{12}$和钙的良好来源。

（6）适量摄入健康油脂：一些健康油脂，如橄榄油、鱼油，含有维生素E和维生素D。

（7）多样化饮食：避免单一食物为主，而是通过多样化的饮食，摄取不同种类的食物，以确保全面的维生素摄入。

（十一）正在探讨的其他治疗方法

388. 为什么需要新药？

因为癌症细胞非常顽强和狡猾。癌症细胞可以适应身体环境，变得越来越难以被治愈，甚至可能对过去使用过的药物产生耐药性，不再受到原有治疗的影响。

因此，即使我们采用了"对症下药"的治疗策略，也不能保证能够完全治愈癌症。新药的研发是为了应对癌细胞的这种适应性，通过不断创新，提供新的治疗选择，攻击癌细胞的不同弱点，以增加治疗的成功率，最终力求对癌症的彻底治愈。

389. 什么是抗肿瘤新药临床试验研究？

抗肿瘤新药临床试验研究是一种通过科学实验证明药物对癌症的治疗效果和安全性的过程。为了确保一个药物真正对治疗癌症有效，需要经历一系列的研究和测试，这就是临床试验。

首先，新药会在实验室里进行动物实验，这是为了观察药物在生物体内的代谢和毒性反应。如果在这个阶段表现出良好的效果，并且没有严重的副作用，那么新药将进入人体试验阶段。

人体试验通常分为三个阶段，分别是Ⅰ期、Ⅱ期、Ⅲ期临床试验。在Ⅰ期，研究人员首次将新药应用于少数健康志愿者身上，以了解其安全性和药代动力学[1]。Ⅱ期会将药物应用于患有特定类型癌症的患者身上，以初步评估其疗效和安全性。Ⅲ期则会在更大范围内进行，以验证药物在不同人群中的有效性和安全性。

如果新药通过了所有这些阶段的试验，并且被证明在治疗癌症方面具有显著疗效而且风险较小，那么它才能够获准上市，为更多的患者提供治疗选择。

390. 抗肿瘤新药是怎么研发出来的？

抗肿瘤新药的研发是一个复杂的过程，可以分为两个主要阶段：

1　药代动力学：是定量研究药物在生物体内吸收、分布、代谢和排泄规律，并运用数学原理和方法阐述血药浓度随时间变化的规律的一门学科。

临床前研究和临床研究。

首先是临床前研究，这个阶段从众多药物中筛选出有潜力的候选药物开始。然后，研究人员进行各种实验，包括在实验动物上进行的药理学、毒性、药代动力学等实验，以获取新药的相关数据。这些实验数据需要经过国家药品监督管理总局的审批，确保药物有望在人体内安全有效。值得注意的是，这个阶段的成功率相对较低，因为只有很少一部分候选药物能够成功进入下一个阶段。

进入临床研究阶段后，新药需要经过不同阶段的临床试验。这些临床试验会在患者中进行，以评估新药的疗效和安全性。在这期间，需要招募500位以上的患者，确保有足够的数据支持新药的有效性和安全性。

391. 一个新药的研发需要多长时间？为什么？

新药的研发通常需要很长时间，一般情况下可能需要10～15年或更长时间。整个研发过程包括多个阶段，每个阶段都面临着挑战和复杂性，因此需要耗费大量时间和资源。以下是新药研发需要较长时间的主要原因。

（1）发现和验证目标：科学家需要发现新的治疗目标，这可能涉及对疾病生物学的深入了解。验证一个目标是否可以被有效干预是一个复杂的过程。

（2）药物发现：一旦有了潜在的治疗目标，科学家就会着手寻找能够影响这一目标的化合物。这个过程涉及大规模的高通量筛选、药物设计和化学合成。

（3）临床前研究：在进行人体临床试验之前，新药必须在实验室和动物模型中进行广泛的评估，以确保其安全性和有效性。这个阶段可能需要数年的时间。

（4）临床试验：一旦药物通过前期研究，就会进入临床试验阶段，通常分为3个阶段。每个阶段都需要招募患者、进行治疗、监测结果，并确保药物的安全性和有效性。整个临床试验阶段可能需要数年的时间。

（5）药物上市申请和审批：一旦完成临床试验，研究人员必须准备药物上市申请。药物审批过程通常也是一个漫长而复杂的过程。

（6）上市后监管：即使药物获得批准上市，监管机构仍然需要对其进行监测，以确保其在市场上的安全性和有效性。

392. 如何能够参加新药临床研究?

要参加新药临床研究，患者可以采取以下步骤。

（1）询问医生：在就诊时，直接向医生询问是否有适合的新药临床研究。医生会根据患者的病情提供相关信息。

（2）留意招募信息：在医院的走廊或特定区域，通常会张贴有关新药临床研究的招募信息。它们可能提供了患者感兴趣的项目信息。

（3）咨询专门部门：了解医院或研究机构是否有专门的部门进行新药临床研究。患者可以直接联系这些部门，了解当前可参与的研究项目。

记住，参与临床研究需要患者自愿决定，确保在明确了解相关信息后做出的选择是基于充分的知情同意。这也是保障参与者权益和研究的伦理标准。

393. 什么是Ⅰ期临床试验？

Ⅰ期临床试验是新药研发的第一步，主要是在健康人和患者身上进行，以检验新药对人体的毒性和安全性。这个阶段包括了3个主要方面。

（1）初步药理学研究：对新药在人体内的基本性质和相应的生理效应进行初步了解。

（2）人体安全性评价：通过耐受性试验，观察参与者对新药的耐受程度，以及是否出现不良反应。这有助于初步了解新药的安全性情况。

（3）药代动力学试验：研究新药在人体内的吸收、分布、代谢和排泄等过程，以便更好地理解药物在身体内的行为。

394. 什么是Ⅱ期临床试验？

Ⅱ期临床试验是新药研发过程中的一个关键阶段，也称为临床试验的第二阶段。这一阶段主要目的是评估新药的安全性和初步有效性，了解药物在患者中的药代动力学和药效学特性。Ⅱ期临床试验通常在药物通过初期临床试验（Ⅰ期）并显示出一定的安全性后进行。

395. 什么是Ⅲ期临床试验？

Ⅲ期临床试验是新药研发过程中的关键阶段，也称为临床试验的第三阶段。在这一阶段，研究人员通过更大规模的临床试验来验证新药的安全性、有效性以及对特定疾病的治疗效果。Ⅲ期试验通常在新药通过Ⅰ期和Ⅱ期试验并取得一定成功后进行。

396. 什么是Ⅳ期临床试验？

Ⅳ期临床试验是新药研发过程中的最后一个阶段，也被称为临床试验的第四阶段。在这个阶段，已经通过前三个阶段的临床试验，并且已经获得批准上市的新药将进行Ⅳ期试验。这个阶段的主要目标是进一步确认药物的安全性、有效性以及在更大范围患者中的适用性。

397. 什么是临床研究中的知情同意？

知情同意是在临床研究中确保受试者了解并同意参与研究的一种重要文件。这份文件会详细说明研究的目的、过程、可能的风险和好处，以及受试者的权利和选择。知情同意通常包含以下内容。

（1）目的和过程：文件会解释研究的目标，为什么需要进行这项研究，以及研究将如何进行。这有助于受试者明白他们将成为研究的一部分。

（2）新药信息：如果研究涉及新药，文件会介绍这种药物的性质、作用机制，以及过去研究的结果。这有助于受试者了解他们将接受的治疗。

（3）风险和好处：文件会清楚列出可能的风险，例如可能出现的副作用。同时，也会说明可能获得的好处，比如治疗效果。这有助于受试者权衡参与研究的利弊。

（4）自愿参与：强调参与是完全自愿的，受试者有权在任何时候退出，而不受任何惩罚。这确保了受试者的自由选择权。

（5）隐私和保密：文件通常包括如何保护受试者的个人信息和隐私。这对于许多人来说是参与研究的一个关键考虑因素。

（6）联系方式：提供研究医生和伦理委员会的联系方式，以便受试者在研究期间或之后有任何疑问或关切时能够咨询。

知情同意是保障受试者权益的一种方式，确保他们在研究中得到充分的信息和尊重，从而能够做出明智的决定。

四、复查与预后篇

398. 复诊时，如何向医生反馈病情变化？

可以从以下方面反馈。

（1）症状变化：详细描述患者的症状是否有改变。例如，疼痛的频率和强度是否减轻，或者其他不适感是否有所增加？

（2）治疗效果：告诉医生关于治疗后的感觉。是不是有好转？有没有新的症状或症状加重？这可以帮助医生判断治疗的有效性。

（3）不良反应：如果患者有服用药物，描述一下是否出现了任何不良反应。这可以包括药物引起的任何不适感、过敏反应等。

（4）检查结果：如果有做实验室检查或影像学检查，一定要带上这些资料。医生通过这些数据能更全面地了解患者的病情，帮患者制订更好的治疗计划。

（5）遵医嘱情况：如果有规定的药物使用方式，描述一下患者是否按照医嘱使用药物。这有助于医生评估治疗的整体状况。

（6）生活变化：有时生活方式的变化也可能影响病情。告诉医生是否有新的生活习惯，比如饮食、运动等方面的变化。

总的来说，提供尽可能多的信息，帮助医生更全面地了解患者的状况，有助于医生做出更准确的诊断和制订更有效的治疗计划。

399. 治疗后的甲状腺癌患者是否还应该定期到医院进行检查？

治疗后的甲状腺癌患者仍然需要定期到医院进行检查。

（1）监测复发：即使接受了充分的治疗，甲状腺癌患者仍有一定的复发风险。定期检查可以帮助医生及时发现任何复发的迹象。

（2）肿瘤转移：有时候，甲状腺癌可能向其他部位转移。定期检查可以帮助医生了解是否存在任何新的肿瘤。

（3）调整治疗方案：术后长期服用甲状腺素，定期复查可以帮助调整甲状腺素用药方案，如果在检查中发现问题，医生可以及时调整治疗方案。这有助于提高治疗的效果。

（4）评估治疗效果：定期检查还可以用于评估之前治疗的效果。如果需要，医生可能会建议进一步的治疗或调整。

400. 治疗后多长时间复查一次合适？

对于早期和低危组的甲状腺癌患者手术后每3～6个月随访1次，连续3年，以后每年随访1～2次。中晚期和高危组的甲状腺癌患者应每3个月随访1次，连续2年，第3年每6个月随访1次，以后每年随访1～2次。

401. 甲状腺癌患者复查有哪些内容？

随诊内容通常包括病史询问；体格检查；甲状腺功能检查，血钙磷离子测定等；甲状腺超声等影像学检查。

402. 复查发现肿瘤标志物增高，应该怎么办？

治疗过程中，医生通常会通过检测血清中的肿瘤标志物来监控患者的病情。如果复查时发现肿瘤标志物比上次检测升高，这可能是肿瘤复发或进展的迹象。此时可以与医生沟通，医生可能会建议患者完善更多检查以明确肿瘤是否进展。甲状腺髓样癌的患者术后复查需定期检测降钙素及CEA的变化，如发现持续快速升高，需进行相关检查明确是否存在进展。

403. 什么是预后？

预后指的是医生对患者患病以后远期身体状况的推测和估计。这并非医生的主观猜测，而是基于医学研究的结论。有些疾病虽然病情凶险，但通过治疗后能够基本治愈，没有潜在的威胁，被称为预后好。相反，有些疾病治疗效果良好，但可能存在高复发率，且复发后难以控制，称为预后差。

在癌症患者中，预后通常用生存率来表示。然而，预后只是一种参考，不能百分之百准确。患者的心情、精神状态等因素也会对疾病产生影响。积极的生活态度往往有助于更好地战胜疾病。

404. 什么是5年生存率？

生存率亦称存活率，是指接受某种治疗的患者中，经若干年随访（可采用1年、3年、5年、10年，甚至15年）后，尚存活病例数所占比例。比例越高说明治疗结果越好。医学上为了统计癌症患者的存活率，比较各种治疗方法的优缺点，采用大部分患者预后比较明确的情况作为统计指标，通常采用5年生存率。对每位患者是指能活过5年的概率。对肿瘤患者来讲，生存超过5年以后再次出现复发或转移的概率就已经很低了，因此，5年生存率一定程度上意味着治愈率。

405. 甲状腺癌可以治愈吗?

甲状腺癌的预后主要与病理类型、年龄、肿瘤大小、治疗方式等有关。总体来说,甲状腺乳头状癌、甲状腺滤泡状癌、甲状腺髓样癌的10年生存率大概在95%、80% ~ 90%、70% ~ 80%。对于许多年轻的甲状腺乳头状癌患者,及时治疗能够保证良好的预后,治愈率较高。

406. 甲状腺癌患者手术后还能继续工作吗?

甲状腺癌,尤其是分化型甲状腺癌预后极好,手术致残极少,对患者的生活和工作几乎没有影响。

407. 甲状腺癌患者手术后能够结婚和要小孩吗?

甲状腺癌,尤其是分化型甲状腺癌预后极好,不会影响生活。绝大多数甲状腺癌与遗传无关,不会影响怀孕和生育。在怀孕期间只要调整好甲状腺素制剂的药量,不会影响到患者的病情。

408. 甲状腺癌术后多长时间开始复查?

甲状腺癌术后1个月开始复查甲状腺功能,检查和调整甲状腺制剂的药量。

409. 间隔多长时间复查一次?

通常每3～6个月复查一次,检查甲状腺功能和颈部超声。如有与病情相关的不适症状,随时到医院就诊。

410. 甲状腺癌转移到淋巴结、肺,还是甲状腺癌吗?

甲状腺癌转移到淋巴结、肺,其本质还是甲状腺癌,病理类型通常不会改变。

411. 病理报告中"淋巴结转移3/8",这些数字是什么意思?

在病理报告中,"淋巴结转移3/8"里数字的含义指在切除的组织标本中总共有8枚淋巴结,而其中有3枚淋巴结显示出了癌症的转移。

412. 查血清降钙素水平对甲状腺髓样癌有什么作用?

血清降钙素水平的检测对甲状腺髓样癌诊断以及治疗后监测复发有重要意义。血清降钙素水平检测可用于以下内容。①协助诊断:特别是早期诊断。对甲状腺出现肿块者,血清降钙素水平的升高可证实甲状腺髓样癌的存在;②判断治疗效果:手术切除髓样癌甲状腺及淋巴结后,如血清降钙素水平降至正常范围,说明肿瘤已彻底切除,无明显残留肿瘤组织,如血清降钙素水平仍高,表示可能出现复发或转移；③随访与疾病监测：手术后定期测定血清降钙素水平有助于及早发现复发，及时治疗。

413. 分化型甲状腺癌所谓的低危、中危、高危是什么意思？

分化型甲状腺癌在初次手术治疗后，根据患者手术后获得的临床病理特征，进行初始复发危险分层，根据复发风险高低划分为低危、中危、高危。目前术后病理TNM分期方法统一，均采用AJCC分期方法，然而，复发风险分层方法并不统一，各方法纳入的特征略有不同，国内主要常用的方法为中华医学会推荐的分化型甲状腺癌初始复发风险分层，主要根据术后病理亚型，原发灶侵犯情况，淋巴结转移情况，手术切除情况，早期Tg评估，早期RAI治疗后评估等。

414. 什么是动态风险评估？

分化型甲状腺癌术后或碘治疗后，根据患者复查时血化验检查和影像学检查，对于患者病灶复发风险的动态评估。影像学检查（所谓结构性疗效）评估，包括超声、核素显像、CT/MRI、PET/CT等；血化验检查（所谓生化疗效）评估，包括全甲状腺切除后Tg、TgAb的变化及趋势。

415. 妊娠期发现了甲状腺癌该怎么办?

由于甲状腺癌女性高发,因此女性患者发现甲状腺癌时可能处于妊娠期。妊娠期间经穿刺确诊的甲状腺癌,是否手术治疗需要根据肿瘤病情,预后影响,以及母婴并发症风险等综合考虑,通常需要产科和甲状腺外科共同评估。

五、心理调节篇

416. 得了病以后总是很烦躁，为什么？

得了病以后感觉烦躁，原因主要是因为生活发生了很多让人难以适应的变化。从心理学的角度来说，这种烦躁感往往源自多方面的压力。患者可能感到生命受到威胁，还得面对治疗的压力和经济方面的担忧。简单地说，生活在各个方面都发生了很大的变化。

重要的是要明白，患者产生这种烦躁的情绪是非常正常的反应。面对疾病和治疗的过程，每个人都可能感到焦虑、担忧和不安。如何应对这些情绪是一个更大的挑战，与医生交流，以及采用积极的心态都可以帮助缓解这些烦躁感，让患者更好地面对治疗和生活的各种变化。

417. 患者很烦躁，应该怎么办？

患者感到很烦躁时，可以通过以下3个简单的步骤来尝试解决这个问题。

第一步：问问自己，我最担心什么？最怕什么？

很多时候，我们感到烦躁是因为对疾病的担忧和恐惧。尝试诚实地问问自己，最担心的是什么，最怕的是什么，很可能与疾病有关。

第二步：再问问自己，我担心、烦躁对我的病情有好处吗？能解决问题吗？

回答通常是否定的。烦躁的情绪可能导致睡眠障碍和食欲减退，而这对身体的抵抗力和与疾病的斗争并没有好处。

第三步：问问自己，如果我不烦躁了，我想一些办法与疾病做斗争，那样会不会更好呢？

答案通常是肯定的。当我们情绪调整好后，我们更能集中精力应对疾病，采取积极的方式来面对问题。

每次感到烦躁的时候都可以通过这3个问题来自我调解。保持良好的心态有助于提高免疫力，对抗疾病。反之，情绪不好可能会对身体产生负面影响。因此，通过这样的自我反问和调整，有助于患者更好地面对疾病，提高心理和生理的健康状态。

418. 患者怎样做才有利于与癌症做斗争？

患者可以尝试以下一些措施与癌症做斗争。

（1）详细记录诊治过程：记录治疗过程，包括检查、治疗、医嘱等，可以帮助患者更好地了解自己的病情，提高对治疗的参与感，也方便及时发现问题，向医生提问。

（2）安排好起居生活：在治疗初期，检查和治疗可能比较频繁，需要有人陪同照顾。同时，要注意良好的饮食和作息习惯，保持定时、充足的睡眠，有助于身体的恢复。在体力许可的情况下，适度的锻炼也是有益的，可以选择一些喜剧或有趣的节目来放松心情。

（3）甄别信息真伪：时刻保持头脑冷静，不要轻信信息。对于一些建议，要慎重考虑，尤其是来自非正规医院或非专业人士的意见。大多数肿瘤治疗仍然以手术、放疗、化疗为主，患者应该倾向于正规医院医生的建议。

419. 患者怎样吃好？

肿瘤患者在饮食上可以遵循一般的健康饮食原则，就像建议大家的金字塔结构一样。

（1）多样化的食物：吃各种不同种类的食物，确保膳食均衡，摄入各类营养。

（2）抗癌食物：适当增加一些长期食用有抗癌作用的食物，比如西蓝花等十字花科食物、香菇、芦笋、苹果、草莓等新鲜的蔬菜和水果。这些食物富含抗氧化物质和营养素，有助于身体的抵抗力。

（3）避免发物和致癌物：尽量避免食用一些传统认为易引发不适的食物，如韭菜、黄花鱼等。同时，要谨慎对待一些现代医学研究认为具有致癌作用的食物，比如烧烤食品、加工的肉类等。

420. 患者有压力，如何发泄？

患者在面对重病时感到压力是很正常的，而发泄压力是一种很好的情绪调节方式。可以尝试以下这些手段。

（1）找人倾诉：可以选择与家人、朋友分享自己的感受。告诉他们你的看法，有时候倾诉可以让你感到心情轻松，释放压力。这是最容易实践的一种方式。

（2）找专业的心理医生：如果觉得需要更专业的帮助，可以考虑咨询心理医生。他们会提供更理智、专业的建议，帮助你更好地处理情绪。

（3）大哭一场：偶尔放声大哭可以是一种释放情感的方式，但要控制频率。

（4）不建议发脾气：向别人发脾气可能带来伤害，引起内疚感或者引起争吵。这种方式最好尽量避免使用，因为它可能会对人际关系产生负面影响。

421. 害怕手术，采用中药治疗行吗？

害怕手术是很正常的感觉，因为手术有一些风险和可能的并发症。但是要知道，手术目前是治疗大多数实体瘤的最有效方法。如果医生建议手术，通常说明肿瘤还处于较早的阶段，治愈的希望是存在的。不建议拒绝手术而盲目采取中药治疗。

422. 害怕化疗，不化疗行吗？

当医生建议进行术后辅助化疗时，通常是因为手术虽然去除了可见的肿瘤，但仍可能存在微小的、肉眼看不见的癌细胞。这些残留的癌细胞可能散布到身体的其他部位，形成潜在的健康风险，而使用化疗可以更有效的治疗肿瘤。

通过化疗，患者有机会预防肿瘤的复发或转移，提高治疗的成功率。虽然化疗可能让你感到不适，但医生会根据具体情况调整剂量和方案，以确保在抗击癌症的同时最大限度地减少不良反应。

423. 家人患癌，自己会得癌吗？

癌症没有传染性。癌症的发生是一个长期的过程，有遗传因素和环境因素相互作用的结果。如果直系亲属患癌，因为你们有一些共同的遗传背景，患癌的概率可能稍微增加一些。然而，癌症的发病受后天因素的影响更大，比如生活方式和环境。所以，即使有家人患癌，你可以通过注意自己的生活习惯来降低患癌的风险。比如，戒烟戒酒、保持合适的体重、保持心情愉快，都是癌症预防的重要原则。

六、预防篇

424. 癌症可以预防吗？

癌症是可以通过预防来控制的。很多人以为癌症是因为基因、运气或者命运不好，但科学告诉我们，癌症其实是基因、环境和生活方式的综合作用。其中大部分癌症可以通过预防来减少发生的可能性。这包括戒烟戒酒、保持适当的体重、采用均衡饮食、保持良好的心理健康等。通过这些积极的生活方式，可以降低患癌的风险，提高身体的抵抗力。总的来说，预防是控制癌症最为有效的手段。

425. 哪些生活方式有助于预防癌症？

要预防癌症，我们可以通过一些简单的生活方式改变。以下几点是有助于预防癌症的生活方式。

（1）戒烟戒酒：戒烟是预防癌症的最佳方式之一，因为烟草中的化学物质对身体有害。同时，过度饮酒也与一些癌症的发生有关，所以要限制酒精的摄入。

（2）平衡膳食：保持均衡的饮食，摄入丰富的蔬菜和水果，减少红肉和加工食品的摄入。这有助于提供身体所需的各种营养，同时减少致癌物质的摄入。

（3）适当锻炼：增加身体活动，保持适当的运动量。运动不仅有助于维持体重，还可以提高免疫系统的功能，降低患癌的风险。

（4）维持正常体重：保持健康的体重是预防癌症的重要因素之一。过重或肥胖与多种癌症的发生有关，所以要通过合理饮食和适当运动来维持正常体重。

（5）预防感染：接种疫苗、保持良好的个人卫生，可以预防一些感染性疾病，降低患上相关癌症的风险。

（6）避免职业危险：在工作场所要注意防护，减少与致癌物质接触的机会。采取适当的防护措施，降低职业性癌症的风险。

（7）保持健康心态：心情愉快、减轻压力，有助于维护免疫系统的正常功能，降低患癌的风险。

总的来说，通过良好的生活方式，我们可以在日常生活中降低癌症的发生概率，保护自己的健康。

426. 为什么老年人更容易发生癌症？

老年人更容易发生癌症有几个原因。第一，癌症的发展需要一段时间，通常是数年甚至更长。因此，随着年龄的增长，机体内癌变的过程有更多的时间完成，使得癌症更容易在老年人中显现出来。第二，部分细胞和组织在老化时对一些致癌物质会更加敏感。老年人的身体可能变得对潜在的致癌物质更脆弱，增加了癌症发生的可能性。第三，随着年龄的增长，机体免疫系统的功能逐渐减弱。免疫系统负责清除异常细胞和组织，但随着年龄的增长，这个清除的能力减弱，使得癌细胞更容易在体内滋生。第四，癌症的发生通常伴随着DNA遗传物质的错误。老化细胞修复出错的DNA的能力随着年龄增长而减弱，这也增加了癌症发生的风险。

427. 为什么常出现家庭多名成员患癌症？

家庭中多名成员患癌症可能有几个原因。第一，有可能仅仅是巧合，就像一种偶然的情况。但除此之外，还有其他可能性。第二，家庭成员可能因为生活在相似的环境或者有相似的生活习惯，比如抽烟和酗酒。这些共同的生活方式可能增加了大家患癌症的风险。第三，家庭成员之间可能存在遗传因素。这并不是说有一种"癌症基因"，而是指家庭成员可能分享一些特定的基因，这些基因可能使他们更容易受到一些环境因素的影响，增加患癌症的可能性。

428. 如果多名家庭成员患癌症，应该注意什么？

当家庭里有多名成员患上癌症时，首先要留意他们得癌症的年龄和癌症的种类。这有助于了解家族中是否存在一些可能的遗传因素。如果你自己出现了身体不适和症状，去看医生时务必告诉医生家族中有人患过癌症的情况，这样医生能更全面地评估你的健康状况，可能需要进行一些特殊的检查来确认是否患上癌症。

此外，为了更早地发现潜在问题，你也应该定期进行身体检查。这有助于及早发现身体的异常变化，包括可能的癌症迹象。

429. 吸烟与癌症有什么关系？

吸烟会明显增加患上多种癌症的风险，比如肺癌、肝癌、口腔癌、胃癌、鼻咽癌、膀胱癌、宫颈癌、乳腺癌、肾癌等。其中，80%的肺癌患者与吸烟有关。

在我国，男性吸烟率超过50%，女性吸烟率约为3%。戒烟不仅有助于降低自身患癌症的风险，也有助于保护身边亲人免受吸烟的危害。戒烟是一个非常重要的健康选择，能够有效减少癌症的发生风险。

430. 为什么有些人吸烟却并没有患癌症？

有些人一辈子都在吸烟，但奇怪的是他们并没有得癌症，同时有一些从不抽烟的人却患上了肿瘤。这其实是因为吸烟虽然会增加患癌症的风险，但并不是说所有吸烟的人都会患上癌症，或者所有不吸烟的人都不会患癌症。吸烟只是增加了患癌症的可能性。

实际上，研究表明近一半的吸烟者最终会因为癌症或其他与吸烟有关的疾病而死亡。所以，虽然不是所有吸烟者都会患上癌症，但戒烟对于降低患癌症的风险是非常重要的。

431. 感染会导致癌症吗？

感染确实可能导致一些癌症。研究发现大约五分之一的癌症是由感染引起的。一些已经确定与癌症相关的感染因素包括人乳头状瘤病毒、乙肝病毒、丙肝病毒、幽门螺杆菌和EB病毒。

比如，人乳头状瘤病毒与一些癌症如宫颈癌、口腔癌以及肛门生殖道癌症相关。而乙肝病毒和丙肝病毒与肝癌有关，幽门螺杆菌与胃癌有关，EB病毒与鼻咽癌存在关系。

了解和预防这些感染对于降低患上与感染相关的癌症的风险是非常重要的。及时的疫苗接种、健康卫生习惯和定期的医疗检查都是预防感染相关癌症的有效途径。

六、预防篇

432. 饮食与癌症的发生有关系吗?

饮食和癌症的发生确实存在关系。人们的饮食习惯可以影响到大肠癌、胃癌、口腔癌、肾癌、食管癌和乳腺癌的发生风险。一些饮食习惯,比如高摄入动物脂肪、动物蛋白以及低纤维的饮食,被认为是患大肠癌的危险因素。而吃过多的烟熏盐渍品、长期食用高温、辛辣的食物则被认为是患胃癌的危险因素。其他一些习惯,比如嚼槟榔、过量饮酒,被认为是患口腔癌的危险因素。高摄入乳制品、动物蛋白和脂肪与患肾癌的风险有关。食物过热、过硬、制作粗糙、吞食过快以及辛辣刺激都是患食管癌的危险因素。高热量、高脂肪的饮食则与患乳腺癌的风险相关。

因此,我们的饮食习惯和癌症的发生是密切相关的。保持均衡、多样化的饮食,远离一些不良的饮食习惯,有助于降低患癌症的风险。

433. 如何通过控制饮食降低癌症发生风险?

要通过控制饮食来降低患癌症的风险,我们可以采取一些简单的饮食调整。以下是一些具体建议。

(1)增加纤维摄入:多吃富含纤维的食物,比如全谷类、蔬菜和水果。纤维有助于促进肠道健康,减少大肠癌的发生风险。

(2)多吃水果和蔬菜:水果和蔬菜富含维生素、矿物质和抗氧化剂,可以帮助维持身体的正常功能,同时降低患癌症的风险。

(3)减少红肉和肉制品的摄入:尽量减少摄入红肉和肉制品,如猪肉、牛肉、羊肉、腌制肉类和火腿。这些食物的高摄入与大肠癌等癌症的风险有关。

（4）控制盐的摄入：避免摄入过多的盐，因为过量的盐摄入与胃癌的风险增加有关。

总的来说，通过保持饮食的多样性、均衡，并注重摄入富含营养的食物，我们可以在一定程度上降低患癌症的风险。这些健康的饮食习惯不仅对身体整体健康有益，还有助于预防一些潜在的癌症。

434. 是否应该相信某些宣传所讲的抗肿瘤饮食？

我们应该持谨慎态度对待那些宣传所谓的"抗肿瘤食品"的广告。这些广告常常吹嘘某些特殊食品对抗癌症有神奇功效，但事实上，我们不应该完全依赖这些食品来降低癌症的风险。

重要的是要明白，没有一种食物可以奇迹般地预防或治愈癌症。相反，科学研究表明，维持健康的平衡膳食对于防止癌症和其他慢性疾病至关重要。

因此，不要被某些宣传所吸引，而是注重保持整体健康的饮食习惯。食物是多样性和平衡的，而不是依赖单一的"抗肿瘤食品"，才能更好地支持我们的身体健康。

435. 饮酒与肿瘤有关系吗？

大量的科学研究已经证明，过量饮酒与多种癌症的发生有关。国际癌症研究机构将酒精列为一类致癌物质，与多种癌症的发生有关，包括口腔、咽喉和食管癌、肝癌、乳腺癌、结肠和直肠癌、胃癌、胰腺癌、卵巢癌、膀胱癌等。

酒精通过多种途径影响癌症的发生，其中包括对细胞的毒性、对激素水平的影响、营养不良和免疫系统的抑制等。

值得注意的是，酒精的摄入量与癌症风险之间存在剂量－反应关系，即摄入越多，风险越高。为了最小化癌症风险，一般建议限制饮酒量，或者在可能的情况下避免饮酒。

436. 多大酒量对于预防癌症来讲属于安全量?

关于酒精摄入与癌症风险的关系，国际癌症研究机构（IARC）和其他健康组织都提出了一些建议。总的来说，对于预防癌症，少量摄入酒精或者不摄入是推荐的。以下是一些建议。①最好避免饮酒：为了最大限度地减少癌症风险，最好的建议是不饮酒。②少量饮酒：如果选择饮酒，建议限制酒精摄入量。IARC建议成年男性每天不超过30g酒精，女性不超过20g酒精。③避免酗酒：酗酒（过量饮酒）与癌症和其他健康问题风险增加相关。

需要注意的是，个体差异存在，一些人对酒精的代谢能力较强，而另一些人可能更容易受到酒精的不良影响。此外，限制饮酒的建议也可能因健康状况、药物使用和其他因素而有所不同。

437. 体力活动缺乏与癌症有关系吗?

体力活动缺乏与一些癌症的发生确实有关系。缺乏体力活动会增加发生多种癌症的风险。通过增加体力活动和锻炼身体，可以有效地降低患上一些癌症的风险。这包括一些简单的活动，比如散步、慢跑、游泳等。规律的体力活动不仅有助于控制体重，还能改善身体的代谢，提高免疫系统的功能，从而减少癌症的发生风险。

438. 如何通过锻炼和体力活动降低癌症风险？

通过锻炼和体力活动，我们可以有效地降低患癌症的风险。在中国，通常认为每周锻炼频率≥3次，每次锻炼时间≥30分钟的被定义为经常锻炼，而未达到这个标准的被称为偶尔锻炼。体力活动包括职业性体育活动、娱乐性体育活动和简单的散步等。美国疾病控制中心建议，每周至少进行150分钟中度有氧活动[1]，这包括快走、慢跑、游泳等，同时至少进行2次全身肌肉伸展运动，可以通过瑜伽、普拉提等方式实现。

439. 肥胖与肿瘤有关系吗？

肥胖与多种癌症确实存在关系。研究表明，肥胖与一系列癌症有关，包括绝经后乳腺癌、结肠癌、子宫内膜癌、食管癌、胰腺癌、肾癌、胆囊癌等20多种癌症。肥胖的人体内存在过量的脂肪组织，这会产生更多的激素和生长因子。其中，高水平的激素，比如雌激素和胰岛素，被认为会增加部分肿瘤发生的风险。因此，控制体重，维持健康的生活方式，包括均衡饮食和适度运动，是预防肿瘤发生的重要步骤。保持健康体重对于预防多种慢性疾病，尤其是癌症，都具有积极的影响。

1　中度有氧活动：在运动过程中，人体吸入的氧气大体与需要的氧气相等，也称等张运动，如步行、慢跑、游泳、骑自行车、跳绳、上下楼梯、健身舞等。

440. 如何通过控制体重降低癌症发生风险呢？

计算自己的BMI来判断体重是否在健康范围内。对于超重人群，可以尝试以下方法控制体重。

（1）调整生活方式：通过改变生活方式，比如有规律的作息、减少长时间坐着等，可以有效地控制体重。规律的生活习惯对于维持身体健康至关重要。

（2）健康饮食：吃健康的食物，增加水果、蔬菜、全谷类食物的摄入，减少高糖分、高脂肪、高盐分的食物。这有助于控制卡路里摄入，维持健康的体重。

（3）减少饮食量：控制饮食的量，避免过量摄入能量。适量的饮食有助于维持正常的体重，并减少患上肿瘤的风险。

（4）积极锻炼身体：增加体力活动，比如散步、慢跑、游泳等。适度的运动不仅可以帮助控制体重，还有助于提高身体的代谢率和免疫系统功能。

441. 生殖因素和激素与癌症有关系吗？

生殖因素和激素在某些癌症的发生和发展中起着重要的作用。以下是一些常见的与生殖因素和激素相关的癌症。

（1）乳腺癌：雌激素和孕激素对乳腺组织的生长和发育有影响。女性的激素水平与乳腺癌的发生风险相关，因此女性的生殖历史、生育和哺乳行为等因素与乳腺癌的关系密切。早初潮、晚更年期、未生育、晚育或不哺乳等因素可能增加患乳腺癌的风险。

（2）卵巢癌：卵巢是激素敏感性器官，激素的变化与卵巢癌的发生有关。因此，卵巢癌与生育次数、避孕药的使用、卵巢的切除等生殖因素有关。

（3）子宫内膜癌：子宫内膜癌与雌激素水平升高和不平衡有关。激素替代疗法（HRT）的使用和不孕等生殖因素可能增加子宫内膜癌的风险。

（4）前列腺癌：前列腺癌与男性激素（雄激素）的水平有关。年龄、家族史、种族、慢性炎症等因素也可能影响前列腺癌的发生。

（5）宫颈癌：宫颈癌与高危型人乳头瘤病毒（HPV）感染密切相关，而HPV感染和宫颈癌的发生也受激素水平的影响。生育次数、性行为、避孕方式等生殖因素与宫颈癌有关。

（6）睾丸癌：睾丸癌与男性生殖系统激素有关。生育次数、家族史等因素可能影响睾丸癌的发生。

442. 为什么有些职业容易患肿瘤？

有些职业容易患肿瘤的原因主要是因为工作环境中长期接触了致癌物质。以下是一些与特定职业或工作环境相关的常见肿瘤类型。

（1）肺癌：与吸烟、空气污染以及职业暴露有关。某些职业，如矿工、建筑工人、农民、焊工等，暴露于化学物质和颗粒物的环境中，可能增加患肺癌的风险。

（2）鼻咽癌：与某些工作环境中存在的化学物质、尘埃或挥发性有机化合物的暴露有关，如喷漆工、化工厂工人等。

（3）胰腺癌：与接触某些化学物质和职业环境有关，如农药制造工人、石油炼制工人等。

（4）皮肤癌：与长期在紫外线辐射下工作的职业，如农民、建筑工人、太阳能工程师等有关。

（5）胆囊癌：与某些工作环境中的致癌物质，如苯、氯代烷烃等，以及慢性胆道感染有关。

（6）乳腺癌：与长期接触激素、有机溶剂、电磁辐射等环境因素有关，如医疗保健工作者、制造业工作者等。

（7）白血病：某些职业暴露于苯、苯乙烯、苯胺等化学物质的人可能面临白血病的风险，如化工厂工人、染料制造工人等。

（8）尿路上皮癌：与某些工作环境中存在的致癌物质有关，如染料和化学制品的生产工人、染料工人等。

当然，并不是说从事某一职业的人都会有更高的概率患癌。在工作中是否长时间接触致癌物质是最需要关注的因素。

443. 如何预防职业相关癌症？

预防职业相关癌症有一些简单而有效的方法，可以通过以下几点来降低患癌风险。

（1）有效防护降低暴露水平：在工作场所，使用有效的防护设备和措施，如戴口罩、穿防护服等，以减少对致癌物质的暴露。这有助于降低患癌的风险。

（2）替代强致癌物：尽量采用替代品或工艺，减少工作中接触到的强致癌物质。这可以通过改变工作流程或使用更安全的替代物质来实现。

（3）实施医学监护：对于一些高风险职业，定期进行医学监护，包括体检和相关检查，有助于早期发现潜在的肿瘤病变，提高治疗成功的可能性。

（4）药物预防：在某些情况下，医生可能会推荐一些药物，以降低患癌的风险。这需要在医生的指导下进行，因为药物可能会有一些副作用。

（5）常规体检：定期进行常规体检，有助于早期发现任何肿瘤病变。早期发现和治疗通常能够提高治疗效果。

总体来说，通过采取这些预防措施，可以降低在职业环境中患癌的风险。同时，保持良好的健康习惯，包括合理饮食、充足睡眠和适度锻炼，也对预防癌症有积极的影响。

六、预防篇

七、甲状腺癌知识篇

444. 什么是甲状腺?

甲状腺是位于颈部正中下方的一个内分泌腺体。它的主要作用是分泌甲状腺激素,这些激素对身体的新陈代谢、生长和发育等方面起到关键作用。甲状腺的形状像蝴蝶,分左右两个侧叶,通过一个连接它们的峡部相连。

445. 甲状腺长在身体的什么位置?

甲状腺位于颈前下方软组织内,紧贴在甲状软骨和气管软骨环的前面和两侧。上始自甲状软骨的中点下端至第8气管软骨环,有时达胸骨上窝或胸骨后,一般与第5～7颈椎及第1胸椎处在同一平面。

甲状腺呈H形,由左右两侧叶和连接两侧叶的较狭窄的峡部组成。有的峡部向上还有一锥体叶。两叶的外侧较隆凸,表面被菲薄的甲状腺内被膜紧密覆盖。两叶的后外侧面与颈血管鞘借疏松结缔组织相接。腺叶的内侧面凹陷,与喉和气管相贴近,上部与咽下缩肌和环甲肌后部相接触。环甲肌介于甲状腺腺叶与甲状软骨板后面和环状软骨侧面之间。喉上神经外支由甲状腺上部经腺叶深面至环甲肌。甲状腺腺叶内侧下面,由前向后与气管、喉返神经和食管相邻。两叶的后缘钝圆,甲状旁腺常位于此缘附近。后缘的下部和甲状腺下动脉相邻,左叶后下缘还与胸导管相邻。

446. 为什么甲状腺随吞咽动作可上下移动？

甲状腺在吞咽的时候可以上下移动，这是因为它内部有两层结缔组织的包裹。内层的薄层结缔组织的内被膜也称为真被膜，它紧贴在甲状腺的表面，并深入分隔成大小不等的小叶。这个结构类似于将甲状腺划分成一块块的小区域，其中包含丰富的血管和淋巴管。外层是甲状腺被膜，又称外被膜。在峡部和侧叶上方，这个膜增厚形成了甲状腺的悬韧带，就像是一条带子一样，将甲状腺固定在喉的环状软骨和气管软骨上。

当你吞咽时，喉和气管会做上下的移动，而甲状腺则通过这个悬韧带的作用，可以跟着一起上下移动。这就是为什么我们能感觉到甲状腺在吞咽时有轻微的上下移动。

447. 为什么会有异位甲状腺？

异位甲状腺指甲状腺组织生长在正常位置以外的地方，即不在颈部的正常位置。这种情况可能发生在身体的其他部位，如舌头、胸部、喉咙、纵隔等。异位甲状腺的发生原因不完全明确，但有一些可能的原因和机制。

（1）发育异常：异位甲状腺可能与胚胎期间甲状腺的发育过程有关。在胚胎发育过程中，甲状腺组织可能未能移动到颈部的正常位置，导致其在其他部位发育。

（2）遗传因素：遗传因素可能对异位甲状腺的发生起到一定作用。有些人可能具有家族史，说明在同一家庭中多代人中存在这种情况。

（3）内分泌因素：异位甲状腺的形成可能与内分泌调控有关。甲状腺组织的生长和发育受到多种激素的调节，异常的内分泌状态可能导致甲状腺组织在不正常的部位生长。

（4）外伤或手术：曾经的颈部外伤或手术可能引起甲状腺组织移位，导致其在不正常的位置生长。

（5）肿瘤或炎症：一些肿瘤或炎症可能导致甲状腺组织在异常的位置增生，形成异位甲状腺。

448. 甲状腺的生理功能是什么？

甲状腺的主要任务是吸收我们摄入的碘，然后利用碘合成甲状腺素。甲状腺素是一类人体必需的激素。甲状腺素在体内有很多作用。它帮助我们的身体维持正常的新陈代谢，也就是说，它让我们的身体可以正常地消耗食物，产生能量，保持体温，还有帮助心脏、脑部等器官正常工作。甲状腺素可以在甲状腺内贮存起来，形成一种储备。这种储备可以供应我们身体2～3个月的需求，因此即使我们摄入的碘有一些波动，身体内的甲状腺激素水平也能保持相对稳定。

449. 甲状腺与碘有什么关系？

甲状腺就像一个小工厂，而碘是这个工厂的主要原料，用于生产甲状腺素。首先，甲状腺具有极强的聚碘能力，将血液中的碘元素集中，合成甲状腺素并释放入血。碘的充足摄取对于维持甲状腺激素合成的正常功能至关重要。碘缺乏可能导致甲状腺激素合成减少，从而引起甲状腺功能减退症（甲减）。相反，过量的碘摄取也可能对甲状腺功能产生负面影响。

450. 甲状腺素有什么功能？

甲状腺是一个内分泌腺体，它分泌具有生理功能的甲状腺激素。甲状腺激素对人体的代谢、生长发育、神经系统、心血管及消化系统等具有重要的作用。主要包括以下方面。

（1）促进代谢：甲状腺激素可以增加细胞内氧化速率，尤其在心脏、肝脏、肾脏和肌肉等组织，这有助于产生热量，帮助我们维持体温。

（2）影响物质代谢：它对蛋白质的合成有双向影响，既能促进合成，又可能在大剂量下加速分解。

（3）生长和发育：对组织分化和生长成熟有促进作用，特别对骨骼和脑的发育至关重要。缺乏甲状腺激素可能导致智力迟钝和身材矮小。

（4）神经系统：影响中枢神经系统的发育和已分化神经系统的功能。过多的甲状腺激素可能导致兴奋症状，而功能低下可能导致神经系统的抑制。

（5）心血管系统：对心脏和血管有直接作用，可以增加心率、血压，并影响心血管功能。过量可能导致心律失常和心功能不全。

（6）消化系统：可能引起食欲亢进、排便次数增加，或者在功能低下时导致胃肠排空减慢和便秘。

（7）其他：还会影响其他内分泌腺、水平衡、电解质和维生素的代谢。

451. 甲状腺除了分泌甲状腺素，还有其他功能吗？

除了分泌甲状腺素的甲状腺滤泡上皮细胞，甲状腺内还有另外一类细胞，称为C细胞。它们分布在甲状腺中，以及一些部分分布在甲状旁腺和胸腺组织中。这些C细胞分泌一种激素，称为降钙素。降钙素的主要作用是降低血钙和血磷的浓度。尽管降钙素在人体钙代谢中的确切作用尚不清楚，但它在维持血钙平衡方面起着重要作用。

降钙素与甲状腺髓样癌之间存在联系，因为这种肿瘤可以产生降钙素。异位产生降钙素的肿瘤也可见于其他癌症类型。甲状腺髓样癌本身还能产生降钙素和5-羟色胺，因此在临床上可能出现腹泻、心悸、脸面潮红和血钙降低等症状。

452. 摘除甲状腺后，感觉抵抗力下降了，有关系吗？

摘除甲状腺后，感觉抵抗力下降通常与手术本身无直接关系。甲状腺不直接涉及机体的免疫反应。提高抵抗力的方法包括保持充足的睡眠、积极的情绪、适度运动、限制饮酒、维生素补充以及改善体内的生态环境等。抵抗力下降可能与手术后的恢复期、药物治疗或其他因素相关。

453. 什么是肿瘤？

人体组织是由多种细胞组成的，正常情况下处在有规律的新陈代谢状态，这种有规律的生命活动维持着机体的健康。当机体在多种体内、体外致瘤因素的协同作用下，导致正常细胞从基因水平发生异常改变，不再遵循正常的规律而无限制地过度生长，医学称为肿瘤。肿瘤分为良性、交界性和恶性。良性肿瘤多数是静止状态或缓慢增长，不造成对周围正常组织和器官的侵害，被切除后一般不复发，与恶性肿瘤的最大区别是很少危及生命。恶性肿瘤则具有生长迅速、侵袭性、转移性等生物学特性，治疗过程中仍然难以避免复发和广泛转移，危害健康，最终危及生命。交界性肿瘤的各种特性介于良性和恶性肿瘤之间。

454. 肿瘤是怎样命名的?

人体组织细胞起源繁多，主要的大类包括：①上皮细胞，存在于体表的皮肤、体内脏器的腔面，如消化道黏膜，以及各种消化和代谢器官，如肝脏、胰腺、涎腺等，常见的皮肤癌、胃癌、肠癌、肝癌、胰腺癌等都属于上皮细胞起源的恶性肿瘤；②间叶细胞，如肌肉、脂肪、纤维、血管等软组织，常见的纤维组织细胞瘤、平滑肌瘤、间质瘤等统称为间叶来源的肿瘤。此外，还有骨、神经、淋巴造血等。

当发生肿瘤时都分别依据其细胞来源和性质进行分类和命名。良性肿瘤一般称为"瘤"，恶性肿瘤根据其细胞起源不同有不同的命名，上皮来源的称为"癌"，间叶来源的称为"肉瘤"，神经来源的称为"母细胞瘤"等。也有一些肿瘤的使用专有名词命名，如霍奇金淋巴瘤、血管免疫母细胞性T细胞淋巴瘤，它们都是恶性淋巴瘤大分类中的不同类型。随着人们对肿瘤认知的不断深入，肿瘤定义和命名的概念还将继续更新，某些肿瘤因其组织学形态或生物学行为等特征难以准确表述而被定义为"恶性潜能未定"，其含义和意义在于提示它是一类具有不确定行为和预后的肿瘤，需要引起医患双方的共同重视，治疗后仍应定期随访。

455. 什么是癌症？

癌症一词泛指恶性肿瘤，是一组拥有共同重要特性的不同类型的恶性疾病。癌症的英文单词为"cancer"，其中文含义之一就是巨蟹座。癌细胞的浸润性生长方式的确类似蟹爪，可以在体内肆意横行，破坏机体的正常组织和器官。

恶性肿瘤中绝大部分发生在上皮组织，病理学称其为癌；少部分源于间质组织，如脂肪、肌肉、纤维组织等，病理学称其为肉瘤；还有些恶性肿瘤源于造血细胞、淋巴细胞等，病理学称其为白血病、淋巴瘤等。

456. 什么是隐匿性癌？

隐匿性癌指虽然通过常规医学影像检查未能发现原发灶，但对继发灶的病理检查明确了转移。举例来说，有些患者可能在甲状腺内找不到肿块，但在颈部淋巴结或肺等其他部位发现了癌病灶，这时就称之为隐匿性甲状腺癌。这种情况下，原发癌病灶可能很小或隐藏得很深，需要更深入的检查和诊断来确认。

457. 什么是甲状腺癌？

起源于甲状腺的恶性肿瘤统称为甲状腺癌。包括甲状腺乳头状腺癌、甲状腺滤泡腺癌、甲状腺髓样癌和甲状腺未分化癌四种类型。不同类型的甲状腺癌，治疗原则也有不同。

458. 为什么甲状腺癌女性多见？

甲状腺癌以女性发病较多，男女比例为1：（2～4）。目前，甲状腺癌在女性中更常见的原因尚不完全清楚，有推测可能是与雌激素相关。雌激素和TSH在分子结构上有一定的相似性，高雌激素水平能够一定程度上刺激甲状腺的生长。

459. 分化型甲状腺癌预后良好能够观察吗？

对于甲状腺微小乳头状癌，尤其是癌灶位于腺体内且大小在5mm以下的，密切超声观察也是可选择的方案之一，即所谓微小乳头状癌的主动监测。但主动监测并不代表放任不管，密切超声观察的过程中如果出现病灶增大或可疑淋巴结转移等情况，仍然需要手术治疗。

460. 什么是转移？

恶性肿瘤细胞能够从肿瘤上脱落下来进入血液循环和淋巴系统，

其再播散至身体其他部位形成新的肿瘤，这个过程被称为转移。

461. 甲状腺癌的转移途径有哪些?

甲状腺癌可以直接侵犯甲状腺周围的组织和器官（如气管、食管），也可以通过淋巴管或血管转移到身体其他部位形成新的肿瘤。甲状腺癌转移大多数发生在肺和骨骼。转移的肿瘤与甲状腺原发肿瘤有相同的异常细胞和名称。例如，如果甲状腺癌转移至肺，肺上的癌细胞特点仍然是甲状腺癌细胞的特点，肺上的病变被称为甲状腺癌肺转移，而不是肺癌。而伴有其他脏器或组织转移的甲状腺癌，被称为转移性甲状腺癌，也就是通常所说的晚期甲状腺癌。

462. 什么是分化?

原始组织、幼稚细胞逐渐发育成为成熟组织和细胞的过程称为分化。人体大多数体细胞有着高度分化的形态和功能状态，而肿瘤细胞往往有尚未分化的形态和功能状态。细胞的去分化往往和肿瘤发生相关。

463. 肿瘤细胞的分化程度与恶性程度有什么关系?

病理学应用肿瘤分化的概念一般是用以表述肿瘤细胞趋向成熟的程度。肿瘤细胞与正常细胞的形态越相近似，越提示肿瘤的分化比较成熟，通常表述为"高分化"，或称"分化好"。临床上大多数形态学分化好的肿瘤，恶性程度低；大多数形态分化差的肿瘤，恶性程度高。但并不是所有形态学分化好的恶性肿瘤预后都好，也不是所有分化差的肿瘤治疗效果就差。

464. 什么是化生？

化生是一种分化成熟的组织细胞受刺激因素作用转化为另一种成熟组织细胞的现象。这种转化通常是由正常的贮备细胞来完成的，被视为组织对损伤或应激的一种适应性反应。

465. 什么是癌基因？

细胞内含有的与癌症发生相关的基因叫癌基因。它是正常细胞遗传信息的组成成分之一，通常在体内是呈静止无功能的状态。癌基因的活化会引起肿瘤发生。

466. 什么是抑癌基因？

抑癌基因是细胞内含有的能抑制癌症发生的相关基因。它是正常细胞遗传信息的组成成分之一，通常在体内起到抑制肿瘤发生的作用。抑癌基因的失活会刺激肿瘤的发生。

467. 什么是免疫组织化学染色？

免疫组织化学是根据免疫学抗原抗体特异性结合的原理，用标记抗体寻找组织细胞中抗原的方法，用以检测组织细胞中是否存在某种蛋白分子。当肿瘤形态不典型，需要与其他肿瘤相鉴别时需要作此类检测，进行肿瘤性质和病理类型的鉴别。

468. 如何解读免疫组化染色报告？

免疫组化[1]染色检测结果分为阳性、阴性、不确定。结果的表述方法并不是统一的（用文字或符号表述）。通常阳性用"＋"，提示为检测到相应的蛋白分子，同时依据阳性的程度不同，辅以数字表示强度：弱阳性（＋）、中阳性（＋＋）和强阳性（＋＋＋）。阴性结果的表述通常用"－"，提示没有检测到相应的蛋白分子。检测结果不确定经常用"＋/－"，原因复杂，但至少提示对鉴别诊断没有参考意义。免疫组化检测结果判读是诊断病理专业性工作，需要结合组织学形态综合分析，对诊断和鉴别诊断的意义是病理医生通过最终诊断报告的文字内容体现的，而并非简单理解为"阳性"就是支持诊断，"阴性"就是否定诊断。

469. 什么是增生？

细胞数目增加，称为增生。它可以是正常的生理现象，也可以是炎症刺激引起的病变，或者是肿瘤的表现之一。应根据不同的情况进行不同的处理。

1　免疫组化：是应用免疫学基本原理——抗原抗体反应，即抗原与抗体特异性结合的原理，通过化学反应使标记抗体的显色剂（荧光素、酶、金属离子、同位素）显色来确定组织细胞内抗原（多肽和蛋白质），对其进行定位、定性及定量的研究，称为免疫组织化学技术。

470. 什么是不典型增生?

　　细胞数目增加伴有细胞形态的异常。所谓的细胞形态异常是指病变内细胞的形态与正常细胞有一定差异，尤其是细胞核的形态。不典型增生分成三级，包括轻度、中度和重度。轻度常见于炎症刺激引起，而中度和重度不典型增生常见于肿瘤发生的前期情况，需密切随诊，必要时需临床干预。

八、肿瘤病因探究篇

471. 甲状腺为什么会长结节？

甲状腺的功能随着人的年龄、性别、精神和身体状态以及周围环境的变化而有很大的差异。在不同的环境或生理病理因素的刺激下，甲状腺组织发生异常增生或腺体的异常细胞生长而形成了结节。甲状腺结节形成的原因是多方面的。

（1）多因素性：甲状腺结节的形成通常是多因素性的，涉及遗传、环境和生活方式等多个因素。家族史中有甲状腺结节或甲状腺癌的人更容易患有结节。

（2）甲状腺滤泡增生：一种常见的结节类型是甲状腺滤泡增生性结节，它是由甲状腺滤泡细胞的异常生长和增生引起的。

（3）肿瘤：有时候，甲状腺结节可能是良性或恶性肿瘤的结果。甲状腺腺瘤和甲状腺癌都可以形成结节。

（4）甲状腺炎：桥本甲状腺炎等疾病可能导致甲状腺组织的炎症和肿胀，进而形成结节。

（5）碘摄入不足：缺乏碘的摄入可以导致甲状腺功能异常，这可能促使甲状腺组织增生，形成结节。

472. 甲状腺癌遗传吗？

绝大多数甲状腺癌病例和遗传无关。一些家族性的甲状腺髓样癌病例与遗传相关，通常伴有 *Ret* 基因突变，主要包括以下几类：①家族遗传性疾病多发性内分泌肿瘤综合征（multiple endocrine neoplasia，MEN）2A：是最常见的 MEN 2 的亚型，也称为 Sipple 综合征。患者往往同时患有甲状腺髓样癌、嗜铬细胞瘤和甲状旁腺腺瘤。②MEN2B：是MEN2的另一亚型，比MEN2A更罕见，患者往往同时患有甲状腺髓样癌、嗜铬细胞瘤和多发性黏膜神经瘤。③家族孤立性甲状腺髓样癌：遗传性的甲状腺髓样癌，但尚未达到MEN的标准。

此外，极少数情况下，Cowden综合征、Lynch综合征等家族遗传性癌症综合征患者罹患甲状腺癌的风险更高，此类疾病与遗传相关。和遗传有关的甲状腺癌，仅见于甲状腺髓样癌。甲状腺髓样癌可分为散在的发生及家族性两种，前者约占80%，不伴有其他内分泌腺部位的肿瘤，没有特殊的临床表现。后者占20%，有明显家族史，分为两种类型：一类叫多发内分泌肿瘤ⅡA型，此型包括甲状腺髓样癌、嗜铬细胞瘤和甲状旁腺功能亢进症，又称为Sipple综合征；另一类叫多发内分泌肿瘤ⅡB型（ⅡB），此型包括甲状腺髓样癌、嗜铬细胞瘤及伴有多发性黏膜神经瘤，并有特征性面部表现（嘴唇肥厚、宽鼻背、睑外翻等）。部分甲状腺髓样癌是常染色体显性遗传疾病。

在一些甲状腺癌患者中，也可见到一个家庭中两个以上成员同患甲状腺乳头状腺癌。

473. 甲状腺恶性肿瘤的发病因素有哪些？

甲状腺恶性肿瘤的发病因素包括以下内容。①电离辐射：头颈部的电离辐射是甲状腺癌的主要致癌因素，特别是对儿童和青少年，辐射治疗或环境暴露都可能增加患癌风险；②遗传因素：部分家庭可能存在甲状腺癌的家族聚集，尤其是具有家族遗传倾向的乳头状甲状腺癌和多发性内分泌瘤病；③缺碘：长期生活在碘摄入不足的地区，可能增加甲状腺癌的风险；④性别：女性更容易患甲状腺癌，尤其是育龄期女性；⑤甲状腺基础疾病：患有甲状腺腺瘤或甲状腺功能亢进症的患者可能更容易患上甲状腺癌；⑥生活环境：长期暴露于某些环境污染物、放射性物质或致癌物质可能增加甲状腺癌风险。

474. 哪些人要特别注意有可能发生甲状腺癌？

甲状腺肿大伴有下列情况者应警惕恶性的可能。

（1）甲状腺的多发结节中发现有一个结节特别突出而且较硬，同时在颈部发现有淋巴结肿大。

（2）其他部位有转移灶，同时甲状腺有肿大者。

（3）有长期甲状腺肿大或慢性甲状腺炎，近期迅速增大变硬者。

（4）伴有声音嘶哑、呼吸困难、吞咽困难者。

（5）青少年甲状腺结节，应警惕甲状腺癌。

（6）长期腹泻而无脓血便，常伴有面部潮红或内分泌肿瘤者。

（7）原因不明的颈淋巴结肿大，经抗感染治疗无明显改善者。

九、名家谈肿瘤

增强自我科学抗癌意识

陆士新，著名肿瘤病理生理学专家，研究员，中国科学院院士

癌症已成为我国人群死因的首位，具有发病率高、死亡率高、治疗费用高等特点，因此，人们"谈癌色变"。目前，学术界普遍认为对癌症不要恐惧而要防治，癌症是"可防可治"的。肿瘤防治的关键仍然是要坚持以人为本、自我抗癌，实施预防为主、防治研相结合，大力做到肿瘤防治"三早"，即早期预防、早期诊断和早期治疗；"三早"是癌症"可防可治"的核心和基础。世界卫生组织也强调：三分之一的癌症是可以预防的，三分之一的癌症患者通过早期诊断并得到合适的治疗是可以治愈的；三分之一的癌症患者通过治疗，可以减轻痛苦，延长生命。人群的自我抗癌意识和信念至关重要，因为如无自身防癌意识，接触致癌因素而不自知，一旦患上癌症已成晚期，延误了病情。

控制癌症应当以早期预防为主，我们究竟应该怎样做才能实现"三早"呢？首先，我们要积极增强"科学自我抗癌意识"，注意在生活中远离致癌因素，并积极做到合理营养、适当运动、戒烟限酒、心理平衡等健康生活方式，自我预防癌症发生。近二十几年来，在我国食管癌、肝癌、胃癌等肿瘤高发区所进行的病因学调查研究的基础上，开展了国际上最先进的大规模人群预防研究，现在已取得可喜的成果，树立了癌症"可防"的典型，并增强了我们对癌症可以预防的信心。

癌症的发生发展是多阶段逐渐演变的过程，在癌前病变和早期癌阶段就进行治疗是可以不发生癌症或可以被治愈的。什么是癌前病变呢？癌前病变是指人体组织中某些细胞在人体内外环境中的物理、化学、生物以及慢性炎症等刺激因素长期不停地作用下，细胞形态和分子组成发生有变成癌趋向的病理变化，再经过一段时间后，这种病变的一部分或少部分可能发展演变成癌。但是，癌前病变患者在去除物理、化学、生物以及慢性炎症等刺激因素，或给予化学干预（治疗）癌前病变可以被逆转为正常。癌前病变发展成侵袭性癌的过程一般需要10年左右。如在林县我们发现食管上皮重度增生的人，经增生平治疗可以逆转为正常，成功阻断了重度增生上皮演变成癌。因此，预防及治疗癌前病变，对预防肿瘤有着积极意义。

癌前病变和器官组织的炎症与不典型增生密切相关，炎症往往伴随细胞重度增生（不典型增生，原位癌），我们已知的一些病变如食管上皮重度增生、胃的疲痕性溃疡、萎缩性胃炎、胃息肉、慢性支气管炎、肝细胞不典型增生、宫颈糜烂或息肉、乳房囊性腺病、乳腺导管内乳头状瘤、溃疡性结肠炎、结肠腺瘤及结肠息肉、膀胱黏膜上皮增生及化生、鼻咽部柱状上皮及不典型化生等都可视为癌前病变，上述癌前病变的长期存在与发展就可能转变为癌症。因此，个人应积极治疗器官组织的炎症和严重增生性疾病，这是预防癌症的重要措施。

在生活中，我们究竟应该怎样做才能实现肿瘤的早期发现、早期治疗呢？首先，进行自查，要早期发现癌瘤，除医生的检查外，自我检查也是非常重要的。如乳腺癌等往往是自查发现肿块的，所以要经常进行自我检查。除自查外，要重视每年正规体检，体检也是早期发现癌瘤的重要途径。癌瘤早期治疗是非常重要的，它直接影响患者的生存。有研究表明，肿瘤大小与手术后生存率密切相关，肿瘤直径越小相对生存率就越高，肿瘤直径越大相对生存率就越小。一旦发现肿瘤应及早到医院进行规范化治疗。但治疗肿瘤也不是什么治疗手段都用上才好，要防止"过度治疗"。

普及癌症知识是预防癌症的重要手段。在癌症防治工作中，要有更多的有关癌症方面的科学普及读物问世，以利于群众增强"自我科学抗癌"意识，来改变癌症不可预防和无法治疗的观点，并积极行动起来，做到"三早"，控制和预防癌症。

六十年来我国肿瘤防治工作的发展和体会

孙燕，著名肿瘤内科学专家，主任医师，中国工程院院士

一、我国临床肿瘤学的发展

回顾半个多世纪我国临床肿瘤学的发展，我们大致可以分为三个阶段。

1. 中华人民共和国成立初期，百废待兴，直到10年以后我国才开始重视肿瘤问题，并启动了比较全面的规划、建设和研究。我有幸在1959年调入肿瘤医院（当时称日坛医院），正好参加我国几位临床肿瘤学元老吴桓兴教授（时任中国医学科学院肿瘤医院院长）、金显宅教授（时任中国医学科学院肿瘤医院顾问）和李冰教授（时任中国医学科学院肿瘤医院党委书记兼副院长）的领导下、对我国临床肿瘤学的发展进行的讨论，并制定了以多学科综合治疗为模式的发展方向。随之，就临床肿瘤学发展达成4项共识，即：预防为主、中西医

结合、基础研究与临床研究结合及综合治疗。直到今天，综合应用现有手段诊断、防治肿瘤已经深入人心，为国内外学术界所接受，但是这在当时的条件下就能准确把握正确发展方向还是难能可贵和具有远见的。

1972年周恩来总理对肿瘤工作做出了重要指示：肿瘤是多发病、常见病；应当深入调查摸清我国的发病情况，并采取预防措施；结合我国具体情况和实践经验编写我国自己的参考书；大力开展高发区研究，等等；明确了我国肿瘤学前进的方向，也成为我们在那个年代开展工作的重要指导原则。

2. 改革开放以后，我国临床肿瘤学事业得到了飞速发展，各省市都建立了肿瘤医院，很多综合医院也成立了肿瘤科，研究工作也得到发展。自1985年开始，我们在卫生部领导下举办全国内科治疗培训班；1995年开始举办抗肿瘤药物GCP培训班，被誉为临床肿瘤学的"黄埔军校"。

1997年中国临床肿瘤学会（CSCO）成立，以"团结、务实、协作、创新"为宗旨，发展迅速，与全球同等学会美国ASCO、欧洲ESMO、亚洲ACOS等均建立了互相承认会员资格的姊妹学会关系，目前会员48 000，团体会员300多，成为全球仅次于ASCO的第二大专业学会。为我国临床肿瘤学和抗肿瘤新药临床研究的发展储备了大批人才。

3. 进入新世纪，我国肿瘤学发展迅速，中国的癌症正在从发展中国家常见的类型转变成发达国家常见的类型。

2023年有两个国际和全国的重要数据均证明这一论证：

（1）世界卫生组织国际癌症研究机构（IARC）发布的2020年全球最新癌症负担数据，中国已经成为了名副其实的癌症大国。

2020年全球新发癌症病例1929万例，其中中国新发癌症457万人，占全球23.7%。2020年全球癌症死亡病例996万例，其中中国癌症死亡人数300万，约占癌症死亡总人数的30%，主要由于中国癌症患病人数多，癌症死亡人数逐年上升。

（2）我国国家癌症中心发布了最新一期的全国癌症统计数据。全国肿瘤登记中心负责全国肿瘤登记数据收集、质量控制、汇总、分析及发布工作。新发病例406.4万，其中男性高于女性；峰值方面，男女癌症新发病例峰值均在60～79岁。地域方面，总体城市高于农村，肺癌、乳腺癌、结直肠癌、前列腺癌城市高于农村，胃癌、肝癌、宫颈癌、食管癌农村高于城市。

总死亡人数241.4万，男性高于女性，总体农村高于城市。肺癌、结直肠癌、乳腺癌、前列腺癌城市高于农村，肝癌、胃癌、食管癌、宫颈癌农村高于城市。

我国整体癌症粗发病率仍持续上升，反映我国癌症实际负担沉重；我国癌症粗死亡率仍然呈现上升趋势，但调整人口年龄结构后，标化死亡率呈现下降趋势，反映近年来我国癌症综合防控取得初步成效；我国传统高发而预后较差的食管癌、胃癌、肝癌等肿瘤死亡率逐年降低，但宫颈癌死亡率仍呈上升趋势。

在过去的10余年里，我国恶性肿瘤的5年相对生存率约为40.5%，与10年前相比，我国恶性肿瘤生存率总体提高约10个百分点，但是与发达国家还有很大差距，其主要原因是我国癌谱和发达国家癌谱存在差异，我国预后较差的消化系统肿瘤如肝癌、胃癌和食管癌等高发，而欧美发达国家则是以甲状腺癌、乳腺癌和前列腺癌等预后较好的肿瘤高发。但必须看到即使如此，中国预后较好的肿瘤如乳腺癌（82.0%）、甲状腺癌（84.3%）和前列腺癌（66.4%）的5年生存率仍与美国等发达国家存在差距（90.9%、98%和99.5%）。出现这种差距的主要原因是临床就诊早期病例少、早诊率低以及晚期病例临床诊治不规范。因此，我国应在扩大相关肿瘤的筛查及早诊早治覆盖面，治疗癌前病变和推广《常见肿瘤诊疗规范》提高我国恶性肿瘤治愈率。

目前，我国癌症发病方面呈现发达国家和发展中国家癌谱并存的特点，城乡差异较大，地区分布不均衡，控制癌症的负担仍然较重。

对于大家最关心的两个问题，我的估计是：①未来10年我国癌谱将继续由发展中国家类型向发达国家癌谱过渡。②根据我国目前防治工作的发展，未来10年我国癌症病人生存率将有可能每年提高1%左右。癌症的5年生存率需要观察5年，而且还要统计5年无病生存才是治愈率。

这些可为我们评估构筑"健康中国2030"后，预期癌症死亡率提供参考。

二、我国临床肿瘤学的进展和成绩

改革开放以来，由于政府的重视，同道们的共同努力，我国临床肿瘤学取得了一定成绩。我国肿瘤防治工作正在从发展中国家进入发达国家水平，有些领域已经位于世界前列。当然，由于我国基础研究相较欧美国家发展较晚，还存在一定差距。

1. 目前全国除了西藏以外，各省、自治区和直辖市都有了一定规模的肿瘤防治机构；沿海发达地区和县市也都有了肿瘤专科医院。改革开放以后先后成立的3个群众性专科学术组织：中国抗癌协会（CACA）、中国癌症基金会（CCF）和中国临床肿瘤学会（CSCO）在组织结构、学科发展、高发区研究、人才培养和国际间合作等方面都发挥了突出的贡献。

2．我国对肿瘤高发区的研究一直是国际关注的项目，尤其在食管癌、鼻咽癌、原发性肝癌和子宫颈癌方面达到国际领先水平。

3．中西医结合治疗急性粒细胞白血病、淋巴瘤、滋养叶上皮癌和睾丸肿瘤等已经取得国际先进的成果。维甲酸–三氧化二砷联合方案已经成为全球治疗急性粒细胞白血病的首选。

中西医结合防治肿瘤和以人为本的多学科综合治疗已经成为我国临床肿瘤学发展的显著特点。

4．新抗肿瘤药物的开发成绩显著。近20年来，改革开放以后出国学习有成的专家陆续回国创业。他们起点高，而我们又培养了大批能够承担转化医学研究的临床专家，于是我国抗肿瘤新药的研制进入快车道。2015年7月22日国务院发布《关于开展药物临床试验数据自查核查工作的公告》，在毕井泉局长领导下进行了重大改革；增加了编制，药品审批提速，确定了影响深远的问题就是"以临床效益为中心"的审评思路。2017年我国正式加入人用药品注册技术国际协调会议（ICH）。

制度变革进一步激发创新。近十年来，中国批准上市的新药数量占到全球16%，中国临床试验项目数量已经占到全球1/3，仅次于美国。生物医药创新已经成为中国进入创新型国家的重要标志，成为中国经济高质量发展的重要领域。历经多年加速发展，中国也已成为全球第二大药品消费市场和第一大原料药出口国。2022年，中国药品市场规模在全球占比为15.3%，仅次于美国，已超过日本和德国等发达国家。

近两年我国抗肿瘤新药的研究有了一定突破，陆续进入国际市场。眼下已有7款国产新药（包括创新药和改良型新药）成功通过美国FDA进入国际市场。

生物医药创新已经成为中国进入创新型国家的重要标志，成为中国经济高质量发展的重要领域，正在实现我们进入创新大国的梦想。

三、预防

2006年WHO将癌症定位为"可控慢性疾病"。根据AACR的统计，美国40%的癌症病例可归因于可预防的原因，这些因素包括如下内容。

· 减少烟草使用：不吸烟是人们预防癌症发展的有效方法之一，除肺癌外，吸烟还与17种其他癌症类型相关。据统计，近20%的癌症病例和30%的癌症相关死亡是由烟草制品引起的，吸烟者的平均寿命比从不吸烟者低10年。

· 保持健康的体重、健康的饮食和合理锻炼身体：在美国成年人中，近20%的新癌症病例和16%的癌症死亡病例可归因于超重、不良饮食、缺乏运动和饮酒。成年后体重超重或肥胖会增加人们患15种癌症的风险，而体育锻炼可以降低9种癌症的风险。因此，保持健康的体重、锻炼身体和均衡饮食是降低癌症风险的有效方法。

· 降低患糖尿病的风险：据统计，糖尿病影响着美国11.3%的人口（约3730万人）。有证据表明，患有1型糖尿病或2型糖尿病会增加患肝癌、胰腺癌、子宫内膜癌、结直肠癌、乳腺癌和膀胱癌的风险。

· 限制饮酒：饮酒与200多种疾病有关，且会增加6种不同类型癌症的风险，包括头颈癌、食管癌、乳腺癌、结直肠癌、肝癌和胃癌。另外，即使是少量饮酒也可能增加患癌风险。因此，限制饮酒或不饮酒对于减少癌症发病和死亡风险十分重要。

· 保护皮肤免受紫外线辐射：暴露于紫外线可导致皮肤癌的发生，包括基底细胞癌、鳞状细胞癌和黑色素瘤。据统计，95%的皮肤黑色素瘤和6%的癌症都是由紫外线辐射引起的。

·预防和消除致癌病原体的感染：致癌病原体（细菌、病毒和寄生虫）会增加人患多种癌症的风险。在全球范围内，2018年确诊的癌症病例中，约13%可归因于病原体感染，其中90%以上可归因于四种病原体：人乳头瘤病毒（HPV）、乙型肝炎（HBV）、丙型肝炎（HCV）和幽门螺杆菌。因此，可以通过保护自己免受感染或积极治疗来消除感染，从而显著降低癌症风险。

四、我的体会

总结从事临床肿瘤学工作60多年的体会：①癌症是一大类慢性疾病，病因复杂，与环境、遗传、生活习惯、内分泌水平、多种感染和衰老相关。绝不是我们当初想象的用一种"万能钥匙"打开就能控制的疾病。②分子生物学和现代免疫学的发展，使我们比较深入地了解癌症发生发展的过程和机制，无疑是我们进一步解决癌症的途径。找到这些基因的变异并加以解决可能控制多数常见癌症。③中西医结合增强内因应当是我们防治肿瘤的重要途径。④全球的合作应当是人类共同制服肿瘤的主流。

不但如此，我深切体会在临床治疗过程中，调动患者正确对待癌症的重要性，除了要治病，还要治"心"，这也是值得许多肿瘤医生学习的课题。

首先，在肿瘤初期。患者往往都处于比较崩溃的情绪状态下，无法接受癌症为何找上自己，情绪非常低落，甚至产生轻生的念头。所以，此时医生应当给予鼓励，告知患者癌症并不是不治之症，只要积极配合治疗，是可能治愈的，让患者尽快调整心态，面对现实，积极应对，帮他们渡过这一难关。

然后，到了开展治疗时期。这一阶段很关键，对于癌症来说，目前最新、最好的诊疗选择就是规范治疗，包括手术、化疗、放疗、免疫治疗等各种治疗。此时患者千万别病急乱投医，寻找一些偏方或者不可靠的小门诊，最终钱人两空。

最后，我们正在倡导全过程管理。在治疗结束后。协助患者树立痊愈的信心，不要总去想癌症会复发，这样并没有意义。此时，医生要教会他们设计好的生活饮食习惯和适当的锻炼，尽一切努力提高身体素质，从而预防癌症复发。

这样，制服肿瘤的前景应当是乐观的，但这无疑需要几代人艰辛的努力。

少吃多动　预防肿瘤

程书钧，著名实验肿瘤、肿瘤化学和遗传毒理学专家，研究员，中国工程院院士

科学研究表明，终身维持健康的体重是预防肿瘤最有效的措施之一。超标体重和过于肥胖，会促进某些肿瘤发生，包括食管癌、胰腺癌、结直肠癌、肾癌、子宫内膜癌和绝经后的乳腺癌。肥胖是这些肿瘤发生的非常重要的促进因素。肥胖和体重超标还会增加许多慢性病（如高血压、脑卒中、冠心病和2型糖尿病）发生的概率。肥胖会影响许多激素和生长因子的水平，肥胖人群胰岛素样生长因子1、胰岛素和瘦素水平均升高，性激素在肥胖相关肿瘤中也起重要作用，因为脂肪组织是性激素合成的重要场所，性激素水平过高可使子宫内膜癌和绝经后的乳腺癌发病率增高。肥胖者常伴有轻度炎症状态，脂肪细胞

会产生一些促炎性因子，而慢性炎症会促进肿瘤发生。因此避免肥胖在肿瘤预防中占有重要地位。

如何避免肥胖？关键在少吃多动。美国有个诺贝尔生理学或医学奖获得者Brenner讲过一段有趣的事，他说，人在古代的时候，因为生活环境很艰苦，吃的东西很不够，主要靠打猎为生，所以他老是到处要找吃的。多少年、多少代传下来的人就是那些有很强吃的欲望的人，他们下丘脑逐渐形成老想吃的兴奋灶，这就是我们现代人为什么老想吃的原因。可是到了今天，诸位吃东西用不着像古代那样去找了，古代是找到什么就吃什么，现在你家里伸手就拿得到东西吃，可是我们大脑的兴奋灶还在那里，还叫我们吃、吃、吃，其实你肚子一点都不饿，只是为了满足这个兴奋灶，你就老要吃，没有事的时候要吃，看电视也要吃，造成你营养过剩。储存过多的营养的最佳方式就是把它转化成脂肪（而不是蛋白质和碳水化合物），这种储存的能量可以很好去应对饥饿，这在古代艰苦的条件下是十分必要的，因此，过度营养转成脂肪而导致肥胖也是进化选择的结果。

导致超重的原因除吃得过多外，另一个原因就是体力活动太少。因此，合理必要的体力活动是极其重要的。研究表明，合理的体育活动，对预防和降低结直肠癌、乳腺癌、子宫内膜癌、胰腺癌、肾癌等都有良好作用。少吃多动，保持健康的体重和避免肥胖能预防和降低包括肿瘤在内许多慢性代谢疾病的发生，这是有深刻的科学道理的，是迄今科学上证明了的最有效的办法。人们生来就有点爱吃不爱动，我们懂得上述的科学道理后，就需反其道而行之。为了你的健康，预防肿瘤，少吃多动。

对癌症治疗的一点看法

殷蔚伯，著名肿瘤放射学专家，主任医师，中国医学科学院肿瘤医院放射科首席专家

一、癌症不再是不治之症

20世纪初肿瘤患者的5年生存率只有5%，身患恶性肿瘤几乎就等于死亡，因此人们谈癌色变。为此，人类开始致力于攻克肿瘤的研究，由于诊断及治疗技术的改进与发展，癌症患者的5年生存率在不断地提高，20世纪30年代为15%，60年代为30%。近半个世纪以来，随着CT、MRI、PET-CT等各种诊断设备与技术的应用与提高，促进了对肿瘤的早诊、早治；同时在治疗方面，无论是手术、放射治疗还是药物治疗都有了飞速的发展，至20世纪90年代肿瘤患者的5年生存率提高到45%。2012年美国癌症协会发表统计报告显示，1975—1995年间在美国确诊的癌症患者治疗后5年生存率为49%，而到2001—2007年提高至67%。由于绝大多数肿瘤复发与转移发生在癌症诊治后的5年以内，因此医学上用5年生存率来表示癌症的治疗效果。对肿瘤患者来讲，生存超过5年以后再次出现复发或转移的概率就已经很低了，因此，5年生存率也常常代表着治愈率。现在我国诊治癌症的水平与国外大体相当，我们有理由相信癌症的治疗结果将来会更好，所以说癌症不再是不治之症。

不同部位的癌症治愈率有所差别，一般来说，表浅的癌症较深部脏器的癌症治愈率高，如女性乳腺癌、子宫颈癌、男性前列腺癌等治

愈率高，而肺癌、胰腺癌等的治愈率相对较低。同一种癌症的早期与晚期的治愈率也不一样。早期乳腺癌、子宫颈癌、男性前列腺癌等患者的5年生存率可达90%以上，显著高于晚期患者；即使是预后差的如肺癌、食管癌也同样是早期患者的生存率显著高于晚期。所以我们倡导早期发现、早期诊断、早期治疗。当有异常发现时应尽早去医院检查。现在不少医院开展了防癌普查服务，可定期去检查。

二、癌症不是急诊

著名的肿瘤学家吴恒兴教授不断地告诫我们癌症不是急诊，他的意思是不要一诊断癌症就仓促治疗，而是强调在治疗前应进行必要的检查，制订周密的治疗方案。因为癌症的首程治疗至关重要。首程治疗不当，往往很难补救。他形象地比喻为就像剪裁衣服一样，裁得不好，很难补救。当然，患者被诊断出癌症后必然很着急，但要沉着，进行必要的检查，有时需要多学科的会诊后再进行治疗。精心地战前准备是取得胜利的重要保障。

三、现代的肿瘤放射技术

放射治疗学发展虽然已有100余年的历史，但较医学发展史而言，其历史短，不为人们所熟知。作为一名放射治疗科的医生，我愿意介绍一下现代的放射治疗学。放射治疗主要用于治疗恶性肿瘤，是治疗恶性肿瘤的三大主要手段之一（即手术、放射治疗及药物治疗）。早期放射治疗是通过放射性同位素^{60}钴产生γ射线或由直线加速器产生高能X射线和电子线来完成，也叫二维放射治疗技术，照射范围只能产生不同大小的长方形和/或正方形照射野。但肿瘤生长的范围并不规则，放射治疗在杀灭肿瘤的同时，大量的正常组织也受到损害，导致了相应的放疗并发症。同时，为了避免对正常组织及器官产生不能接受的并发症，有时不得不减少照射剂量，致使肿瘤局部控制率下降或照射治疗后肿瘤复发率增加。

由于影像技术及电子计算机的发展，放射治疗从二维走到三维及四维治疗技术，即三维适形放射治疗、调强放射治疗、影像引导下放射治疗及自适应放射治疗等。换句话说，更准确、更精确的照射，能更好地照射肿瘤、同时更少地照射周围正常组织，其结果是提高肿瘤的治愈率，降低对正常组织的副反应。这些新技术的优势在一些肿瘤的治疗方面表现突出，如头颈部癌、前列腺癌，等等。同时，这些新技术带来的是要在治疗前作更多细致的工作，如先行CT（或PET-CT）定位，在CT图像的每一层面上勾画肿瘤及一些正常器官，要用计算机软件即治疗计划系统计算出最合适的方案，因而放射治疗准备的时间相对较常规放射治疗长。近年来，发展的立体定向放射治疗，对一些小的肿瘤能治愈而无显著的副反应，如早期非小细胞肺癌等。但应该指出的是，如同所有的治疗方法一样，放射治疗也有其局限性，它也不能治疗所有癌症，需要结合每种癌症的特点，联合手术、药物治疗等方法综合治疗进一步提高疗效。

面对癌症作战的现代策略

储大同，著名肿瘤内科学专家，主任医师，中国医学科学院肿瘤医院内科首席专家

一、癌症的发生发展规律

在我们每个人的身体里，实际上都存在着不同的突变细胞。一旦

身体的免疫监视功能不能发现、攻击这些突变细胞的时候，它就会由一个变两个，两个变四个，四个变八个，呈指数级增长，在很短的时间内就能变成肿瘤。直径1.5cm的一个球形结节就已含有35亿癌细胞（$3.5×10^9$）了。这时候就可以被螺旋CT、磁共振扫描、PET-CT等先进的仪器发现了。大家想想35亿癌细胞是个很大的数量！一些患者来就诊时已是癌症晚期，肿瘤细胞的计数远远超过这个数量，甚至能按斤计，肿瘤细胞数长到12次方，人就牺牲了。我们平常治疗肿瘤怎么治？早期可以切除，争取治愈。但当肿瘤细胞数量到11次方时已经转移得到处都是，没有切除的机会了。这时就应该使用有效的全身治疗手段，如化疗、靶向治疗、生物免疫治疗等，把肿瘤细胞的数量杀到10^9数量级以下，再想办法不让它抬头。如果原发肿瘤在肺，我们称之为肺癌，可能转移到肝脏，也可能转移到骨头、转移到脑部。但是这里应该走出一个误区，癌细胞转移到肝脏的时候不能叫肝癌，只能说是肺癌的肝转移，以此类推。转移到全身各处以后，癌细胞总数量达到11次方、12次方时那是非常晚期的，因此，我们特别强调，肿瘤要早期发现，早期治疗。

二、不要谈化疗就色变，你有机会重振免疫力

一旦到了晚期，是否就完全不能治愈，就只能放弃了？当然不是！其实，得了肿瘤，打仗的战略设计非常重要！怎么掌握好治疗手段-肿瘤组织-机体免疫力的三点平衡是一个极其重要的方面。很多人一听化疗都谈虎色变，觉得不能做。实际上我们要分析，肿瘤能够抑制机体免疫功能，肿瘤发展得越严重越抑制免疫功能！反过来，免疫功能提高了也能抑制肿瘤。比如放疗和化疗，既能够攻击肿瘤，对自己的免疫功能也是打击。所以治疗中机体的免疫功能跟治疗手段、肿瘤之间是三点平衡的关系。你不能光看放化疗对身体的伤

害。肿瘤被消灭以后，肿瘤对免疫功能的抑制就自然而然解除了。而放化疗结束后它们对免疫功能的伤害也立即解除。所以我们任何一位患者在治疗时一定要把三点平衡的关系分析好。手术作为重要的治疗手段把肿瘤的大本营切掉，肿瘤细胞的数量急剧下降，对免疫功能的抑制一下子就被解除了。这时候再用放疗、化疗，进一步消灭残存肿瘤，虽然对免疫功能可能造成一定程度的暂时性抑制，但把肿瘤消灭以后，使肿瘤细胞的数量更进一步减少，这样肿瘤对免疫力的抑制更进一步得到解放。细细掂量如果用各种手段把转移灶中癌细胞总数减少到$3.5×10^9$以下，身体是完全有机会恢复免疫功能的！

三、利用高科技时代优势与肿瘤长期和平共处

对癌症作战的现代战争是建立在常规武器和信息网络系统高度协同配合的战略设计之上的。即科学合理地将手术、化疗、放疗与生物靶向治疗、免疫治疗、中医药治疗等有机地结合，达到全歼肿瘤并长期压住肿瘤的发生细胞（干细胞），使其永不抬头。之所以很多人的晚期肿瘤被治愈，就是因为将肿瘤细胞数量消灭到35亿左右后，再通过各种手段压住肿瘤干细胞并将免疫功能恢复到患肿瘤之前的状态。这时候残留肿瘤细胞的数量和机体免疫功能实际上已经达成了一个新的平衡状态。而这种平衡状态，在分子靶向治疗的时代，你如果有能力、有信心去努力，在医生的帮助下是完全可以争取实现的。也就是说，到那时你的机体与肿瘤已经成了长期和平共处的双方，而这种状态经过努力完全可能持续一辈子。

分子靶向治疗是近年来的新生事物。由于科学家们发现了很多癌基因能驱动肿瘤的生长，因此就把它们叫作驱动基因。可喜的是也有很多新药能针对这些基因起到抑制作用，有效率都能在50%～70%，

控制率都能达到80%～95%，均远远超过化疗。目前临床常用的分子靶向药物也已经有十几种。即使没有驱动基因存在的肿瘤，用一些影响微环境的靶向药物把它们的信号传导通路阻断，也能配合放化疗作战而大大提高它们的疗效。

国际上有资料显示有些老人去世时不是因为肿瘤死亡，而是因为糖尿病、心血管疾病等原因。但在做尸检时却发现这些老人中很多人患有乳腺癌、前列腺癌等恶性肿瘤，但他们并不是死于癌症，而是死于其他疾病，这些人体内的癌细胞恰恰处于35亿左右的数量。这说明什么问题呢？说明他们生前有能力长期与这些癌症抗衡，达到一辈子和平共处的目的。在当代高科技发展的分子靶向治疗时代，就更具有做到这点的物质基础了。展望未来，让谈癌色变即将变成历史吧。

防治肿瘤，从改变自己做起

唐平章，著名头颈肿瘤外科专家，主任医师，中国医学科学院肿瘤医院前院长

说起肿瘤，大家心里不免咯噔一下，说是"谈癌色变"恐怕也不为过吧。虽然目前对肿瘤的诊治水平已经有很大提高，总体上一半以上的恶性肿瘤患者能够被治愈，但离彻底攻克它还有很长的路要走。下面结合我个人30余年的临床经验，就肿瘤预防、诊治谈一些自己的看法。

肿瘤有恶性和良性之分，良性肿瘤一般不会对生命造成太大损害，恶性肿瘤也就是我们通常说的癌症。癌症是人体生长到一定时机体细胞发生转化引起的肿瘤，生长不受限制而且容易出现转移，即使治疗后也可能复发。癌症病因复杂，其发生有些协同因素，它们或单独引起或加速癌症的发生。这些因素包括烟酒刺激、电离辐射、不当的生活方式和饮食习惯等。预防癌症的第一步就是减少这些因素的刺激。如吸烟可引起口腔癌、喉癌、肺癌等多个脏器肿瘤，过量饮酒可引起口腔癌、下咽癌、食管癌等，而长期食用腌制食品和食管癌的发生关系密切。特别是大量烟酒刺激，临床上可见有的患者每天喝半斤到一斤酒，吸 1 ～ 2 包烟。下咽和食管黏膜在长期刺激下发生病变导致癌症的多点发生。电离辐射虽然普遍存在于我们生活当中，如医院的 X 线检查、CT、核素扫描、家庭装修中的不合格石材等，我们也基本上不会想到过多接触会对自身造成什么影响，但甲状腺癌、白血病的发生与它的确有明显关系，尤其是对胎儿、儿童影响最大。1986 年，苏联切尔诺贝利核事故就是个例证，事故发生后的二十年间，该地区周边儿童的甲状腺癌发生率升高了几十倍。还有不良的饮食习惯，如吃饭太快、经常吃烫的食物、偏食、不爱吃水果等，均会对上消化道黏膜产生不良影响。预防癌症，还要保持健康向上的生活态度，经常锻炼身体，培养乐观的心态。积极乐观的情绪可以调节因压力而分泌的皮质醇和肾上腺素等激素的水平，增强机体免疫力。而有积极乐观心态的人身心更健康，死于心血管疾病的概率更低，肺部功能也更健全。预防癌症，应当定期体检，做到早诊、早治。有些癌症也有一定遗传性和家族性，癌症患者的子女较普通人得癌的概率更大，因此应当定期筛查，发现后尽早处理，治疗效果也会比较理想。

　　如果已诊断明确是癌症，应当如何应对呢，有四点建议提供给大家：

首先，建议初次就诊患者应当在有肿瘤治疗经验的正规医院就诊，切莫病急乱投医。肿瘤的初次治疗十分关键，但由于国内医疗条件地区差异较大，不规范治疗屡见不鲜，患者可能因此而遭受多次治疗的苦痛，疗效一次比一次差。此外，误信游医、偏方、小广告，这些常常含有"包治""不用手术、放化疗""即刻缓解痛苦""祖传秘方"等诱人宣传，经常散布于医院周围，不仅给上当者造成巨大经济损失，更重要的是贻误最佳治疗时机，早期变晚期，能治疗的变成不治之症。目前治疗肿瘤的主要方法包括手术、放疗、化疗、分子靶向治疗等，主要根据患者的个体状况，肿瘤的部位、类型、分期采用不同的治疗方法。如早期喉癌可采用单纯手术、单纯放疗或激光治疗的方法，而晚期喉癌应用手术和放疗相结合的综合治疗；绝大部分甲状腺癌可单纯手术治疗，无需放化疗，如病变侵犯广泛时可在甲状腺全切除后行^{131}I核素治疗。不同肿瘤均有一定的诊治规范，我院的综合查房制度更加保证这些患者得到个体化、科学、合理和有效的治疗方案。综合查房制度是我院针对复杂、疑难或需要多学科共同讨论的病例，召集包括外科、放疗科、肿瘤内科、诊断科、病理科医师一起研讨确定治疗方案的查房制度，特别是针对像下咽癌、乳腺癌、肺癌等这些需要多学科综合治疗的病种，在查房过程中确定患者的肿瘤范围、手术切除范围、功能重建方法、放化疗时机，等等，使得患者在开始治疗前就确定了完整的治疗方案。

其次，肿瘤患者治疗时应做好家庭内部计划，安排好人员和经济保障。治疗肿瘤时间短则一两周，长则数年，通常为 1～2 个月。治疗时应安排好家人进行照顾和护理，家人的陪伴和呵护也是对身心遭受癌症折磨患者的一种安慰。虽然说现在来看病不至于砸锅卖铁、出卖房子家当，全民医保也覆盖了中国90%以上的人口，但治疗肿瘤的费用在几千至数百万不等，诊断措施有廉、有贵，一些化疗药物每个疗程都在几万以上，对一个普通家庭也是一笔不小的花销，因癌致贫常有发生，所以应当根据患者家庭经济状况量力而行，不要影响家庭其他成员的基本生活保障，医生们也会根据患者家庭的实际情况制订相对合理的诊治方案。

再次，肿瘤患者治疗后应坚持定期复查，肿瘤治疗失败50%以上是因为复发引起，而复发多在治疗后的5年之内，部分复发患者还可通过治疗达到根治效果，因此建议治疗后1～2年内每3个月复查1次，2～5年内每半年复查1次，5年以上的患者每年复查1次，坚持严格的复查制度是提高治疗效果的另一保证。

最后，对于某些特定肿瘤，肿瘤患者应习惯和学会与瘤共存，调整心态，提高生活质量。临床表现最突出的是结节性甲状腺肿（良性），目前甲状腺肿瘤的发病率全世界都在升高，特别是结节性甲状腺肿，由于其生长缓慢，可以几年甚至几十年缓慢生长，对患者的生活及工作影响不大，而手术治疗又不易彻底切除，还存在复发可能，因此临床目前均建议观察，不必要手术。患者应该调整心态，做到和肿瘤"和平共处"。另外，还有一些特殊类型的肿瘤，如腺样囊性癌，容易出现远处转移，也是生长缓慢，对放化疗并不敏感，临床上尚没有行之有效的治疗措施，但肿瘤的发展非常缓慢，这段时间非常长，因此患者应当学会坦然面对，提高这段生活质量，千万不要自己吓唬自己。

总之，肿瘤的防治都必须从改变自己做起，谚语说"自助者，天助之"也就是这个意思，不仅要保持乐观向上的心态，健康良好的生活方式，尽量节制烟酒等不良刺激，更要在患病后保持清醒的头脑，做好长期抗癌的准备，在正规的医院制订科学合理的治疗方案，并定期随访。相信这些措施一定能达到目前最好的治疗效果！

勇气创造奇迹　科学铸造明天

赵平，著名腹部肿瘤外科专家，主任医师，全国政协委员，中国医学科学院肿瘤医院前院长

刘先生是一位优秀的教师，他培养的学生可谓桃李满天下。然而，这位受人爱戴的人却突遭横祸，使他陷入苦难之中。某年过生日，一杯酒下肚，刘先生感到胃部灼痛。他的一个学生安排他去一家医院做检查，这位学生是这家医院的院长，为老师跑前跑后。做胃镜时发现老师的胃窦部有溃疡，活检病理证实是腺癌。尽管她没有告诉老师真相，刘先生还是从那张苦笑的脸上发现了破绽。刘先生偷偷从病例中看到那些可怕的字眼，犹如晴天霹雳，晕倒在医院。他不能相信自己得了癌症，他一生没有做过坏事，也没有休过一天病假，怎么会"突然得了癌症？"一定是医院搞错了。他又去了几家医院，医生们都说第一家医院的诊断是准确的。刘先生顿时觉得世界马上陷入黑暗与恐怖之中。尽管家人苦苦相求、相劝，朋友送来的补品堆满房间，刘先生还是惶惶不可终日，茶饭难进。他有时觉得如果不吃饭也许会饿死肿瘤，他整天抱着肿瘤书籍苦苦探寻，祈望找到治疗癌症的绝招。然而，他却始终没有听从医生的劝导去做手术治疗。表姐告诉他，"癌症一做手术就会扩散全身。你姐夫要是不做手术也不会死的

那么快！"肿瘤医院门口有不少"热情的人"推荐治疗癌症的祖传秘方，他们许诺包管治好刘先生的病，还向他出示已经治愈癌症患者的心得体会。刘先生彻底迷茫了，在困惑中花掉几万块钱也没有觉得见效。有个得甲状腺癌的同学已经活了5年，在他的劝导下，刘先生去青海的一个寺庙求助保佑，据说不少癌症患者喝了那里的"圣水"后癌症消失了。折腾了几个月，有一天刘先生发现大便呈柏油状，同时他感到心慌、气短，家人看他面色苍白，出冷汗，把他送进医院，送进手术室。手术中发现胃癌已经扩散，并转移到肝脏。最佳的治疗时机不幸被错过了。

导医的忠告：癌症的发病率受社会发展的影响在继续上升，尤其是人口老龄化和工业化进程导致癌症的新发人数与年俱增。当我们不幸患了癌症，重要的是不能被吓倒。癌症是可以治愈的，世界卫生组织提出40%的癌症通过早诊、早治可以治愈，可以长时间生存。因此，癌症不等同于死亡。刘先生如果得知患高血压、糖尿病，他不会面临天崩地裂的恐惧，更不会丧失理智乱投医。然而值得注意的是，现在癌症已经正式被列入慢性非传染性疾病的系列，说明许多人认为得了不治之症，被死亡的阴魂吓破了胆。美国发现在尸检时许多人患有癌症，生前没有症状或没有被诊断，说明即使身体内有肿瘤，与瘤共存也不是天方夜谭。癌症是恶魔，但是与其被吓死，不如抗争求活。最近几十年，恶性肿瘤的诊治有跨越式进步，放射治疗设备的进步使恶性肿瘤的放射更加精确和有效；放射治疗的治愈率不断提高。肿瘤内科治疗也努力规避化疗对于全身的副作用；靶向治疗的效果不断创造出惊人的奇迹。外科手术仍是肿瘤治疗的首选方案，外科对器官的人文保护使许多患者减少残疾和心理伤害。多学科的综合治疗使治疗的方案更加合理、更加有效。作为肿瘤专科医生，我们可以说许多肿瘤已经能够治愈。虽然，对于刚刚发现肿瘤的患者，医生常常按家属的意愿用善意的"谎言"掩饰病情真相；但是并不等于医生失去治愈的信心；我们的经验不仅可以让许多患者得到长期的生存，而且我们已经关注到肿瘤患者的生活质量。保留乳房的乳腺癌手术、保留肛门的直肠癌手术都已经在临床广泛应用。微创治疗也大大减少患者的创伤而达到治疗的效果。北京的抗癌乐园有上万名会员都是癌症患者，他们不仅一起抗争癌症，而且他们还组织文艺活动、体育锻炼改善身体机能，调节心理状态，使越来越多的肿瘤患者赢得生存，也享受了生存的质量。抗癌是一场没有硝烟的战争，争取活下去，能够赢取第二次生命的人就是英雄。勇气创造奇迹，科学铸造明天。